高齢者の慢性疾患における緩和ケア

QOL向上を目指す包括的ケア
― ホスピスケアから緩和ケアへ、そして、その先へ ―

編著：日本臨床倫理学会
「高齢者の慢性疾患における緩和ケア」ワーキンググループ

へるす出版

はじめに

2019年10月に「高齢者の慢性疾患における緩和ケア」のワーキンググループ（WG）に関する構想が始まった。多くの会員の皆様が、自身の臨床経験から熱い思いを込めたレポートを書きWGのメンバーに応募をしていただき、「高齢者の慢性疾患における緩和ケア」が臨床現場において、大きな関心を集め、深い熟慮が必要な課題であると改めて認識した次第である。

緩和ケアは、倫理的に適切な意思決定プロセスを支援することも含み、高齢者ケアに関わるすべての医療ケア関係者が、緩和ケアの方向性まで見通して対応できる仕組みの構築と、早期に相談できるサポート体制の拡充について議論することは、日本臨床倫理学会が果たすべき重要な役割であると思われた。

2020年11月5日、第1回WG会議が開催され、以後2か月ごと、2024年6月まで開催された。途中コロナ禍もあり、会議の開催はWebが中心となり、3年の予定がさらに1年ほど延びることになった。

緩和ケアのニーズと実践の広がり

人口統計上高齢者が急増し、罹病期間が長く、他の合併疾患も多い循環器疾患などの慢性疾患が増えている。したがって終末期だけでなく、すべての疾患に対して、すべての病期（ステージ）においても緩和ケアは基本的ケアとして必要である。

『終末期の緩和ケアの世界地図 2014 Global Atlas of Palliative Care at the End of Life』は、緩和ケアの世界的ニーズと供給に関して、よく引用される文献であるが、「緩和ケアを必要とする人の10人に1人しか緩和ケアが提供されていないこと」「緩和ケアを必要とする3人に1人は末期がんであるが、3人に1人は循環器疾患・呼吸器疾患などの非がん疾患であること」を示している。

歴史的には、当初すべての病者を対象とした

歴史的には、すべての疾患の人が、人間らしく最期の日々を過ごすという安息を提供する場としてのホスピス（542年、フランス、リヨン、オテル・デュー〔Hôtel Dieu；神の宿〕）を源流として、その後、1443年 Nicolas Rolin 夫妻のオスピス・ド・ボーヌ（オテル・デュー）、1534年オピタル・ド・ラ・シャリテ Hôpital de la charité（救貧院）、1802年市民ホスピス Des Hospices Civilis がつくられた。

18世紀末、近代ホスピスの母マザー・メアリ・エイケンヘッド Mary Aikenhead（1787 ～ 1858）は、アイルランドに、貧しい人々、病める人々を対象として、「最後の時に人間らしい、温かなベッドと優しいケアを」と願い、「ホーム」とよばれる安息の場を提供した。

その後、がんの苦痛からの解放をめざす全人的ケアとして緩和ケアは発展し、世界各国の医療供給体制に組み込まれてきた。

1990年以降、高齢化の進行や慢性疾患の増加があり、欧米で、緩和ケアの対象をがんだけに限定することに疑問が呈されるようになってきた。その後、非がん患者に対しても、緩和ケアが有用だとするエビデンスが蓄積され、以後、すべての生命を脅かす疾患に罹患した人々のQOLの改善のために、緩和ケアは医療に不可欠な要素の一つとして認識されるようになった。

「臨床倫理」をキーワードに緩和ケアを考える

　慢性疾患における緩和ケアの目的は、苦痛から解放されて、QOL 生活の質の向上（生活支援）と well-being の向上を目指すことである。したがって、その内に、本人や家族に対する「倫理的に適切な意思決定支援」をも含んでいる。

　苦痛から解き放たれることは、人としての基本的権利であり、患者の価値観や人生観、残された期間を考慮した、本人が望む QOL や治療のゴール「本人が何を大切に思っているのか」「どうすれば人生が意味をもつのか」「良い人生とはどのようなものだと考えているのか」について、明らかにする話し合いをもち、それらを理解し、共感し、今後の治療方針を考えていくことが重要である。

医療ケア関係者だけでなく、患者や家族にも慢性疾患における緩和ケアの重要性を伝える

　WG の成果である本書は、緩和ケアを倫理的視点から読み解くための総論と、さまざまな疾患における事例から緩和ケアを考えるための各論から構成されている。

　また、よく知られている WHO の緩和ケアの定義以外にも、一般の人向けの緩和ケアの定義「重い病気に罹った場合でも、最期までできるだけ自分自身の価値観にそった、苦痛の少ない快適な生活を送り、人生が満ち足りたものになるために、患者さん本人はもちろんのこと、家族に対しても、医療ケア専門家がお手伝いするものです。また、緩和ケアには、今後の治療方針や日常生活の過ごし方を決めるための助言や支援をも含みます」をも提案している。

　これまで主流だった緩和ケア専門チームによるアプローチ Specialist Palliative Care と、慢性疾患診療科の医療ケアチームによる基本的緩和ケア的アプローチ Generalist Palliative Care の連携の重要性についても熟慮している。特に、今後は、基本的緩和ケア的アプローチ Generalist Palliative Care の発展に力を注ぐ必要がある。

　4 年間にわたる WG の議論を通じて、メンバー皆、患者本人の尊厳に配慮するとはどういうことなのか、人生の最期の時期を満たされた思いで過ごすことの意義を学ぶことができた。これらを日本臨床倫理学会の会員の皆様をはじめ、多くの医療ケアに関わる人々と共有したいと願っている。

謝辞

　4 年もの間、熱心に議論に参加していただき、本書の執筆にご協力いただいたワーキンググループのメンバーの皆様に感謝申し上げるとともに、アドバイザーとして、「脳血管疾患と緩和ケア」を執筆いただいた大野綾先生と藤島一郎先生、「循環器疾患と緩和ケア」を執筆いただいた柏木秀行先生、「神経難病と緩和ケア」を執筆いただいた神谷浩平先生に、改めて御礼を申し上げる。

（箕岡　真子）

日本臨床倫理学会
「高齢者の慢性疾患における緩和ケア」ワーキンググループ

メンバー（五十音順）

稲葉　一人　＊総論 2、総論 7

小川　朝生　＊各論 2

菊谷　武　＊各論 1

鈴木　聡　＊各論 5

竹下　啓　＊総論 3、総論 6、総論 8、各論 10

新田　國夫

細川　香代子

松村　優子　＊総論 9、各論 11

箕岡　真子　＊総論 1、総論 5、各論 12

三和　護　＊総論 4、総論 10

森山　学　＊各論 6、各論 7

吉池　昭一　＊各論 9

アドバイザー（五十音順）

大野　綾　＊各論 3

柏木　秀行　＊各論 4

神谷　浩平　＊各論 8

藤島　一郎　＊各論 3

※氏名のあとの＊は、執筆担当箇所

目　次

監修・編著　箕岡　真子

総　論

1 「臨床倫理」をキーワードに緩和ケアを考える ……………………………… 2
箕岡　真子

2 患者の権利からみた臨床倫理－非がん患者の緩和ケアを受ける権利 ……… 8
稲葉　一人

3 緩和ケアで考慮するべき高齢者の特性 ………………………………………… 15
竹下　啓

4 基本的な緩和ケア的アプローチ Generalist Palliative Care の重要性 ……… 19
三和　護

5 緩和ケアにおける基本的な倫理的枠組み …………………………………… 26
箕岡　真子

6 患者の意向の尊重と家族等の役割 …………………………………………… 33
竹下　啓

7 意思決定支援の法的側面－ガイドラインの比較を踏まえて ……………… 39
稲葉　一人

8 対人コンフリクト（interpersonal conflict）の解決 ……………………… 50
竹下　啓

9 本人支援と家族支援－看護師の視点からみた「家族ケア」……………… 54
松村　優子

10 緩和ケアにおける医療者支援 ………………………………………………… 57
三和　護

各　論

1 在宅における摂食・嚥下障害と緩和ケア
家族の代理判断により人工的水分栄養補給を中止した事例 ……………… 62
菊谷　武

2 認知症と緩和ケア
がん治療中に認知機能障害が併発した際の療養先の選定をめぐる検討 …… 70
小川　朝生

3 脳血管疾患と緩和ケア
重度障害をきたし死亡直前までリハビリテーションを行った
超高齢脳梗塞のケース……………………………………………………… 78
大野　綾・藤島　一郎

4 循環器疾患と緩和ケア

慢性心不全患者の心不全医療ケアチームによる基本的緩和ケア 86

柏木　秀行

5 慢性呼吸器疾患と緩和ケア

呼吸困難を「トータルディスニア」としてとらえる全人的アプローチ 92

鈴木　聡

6 腎・透析疾患と緩和ケア

在宅医療との連携による「維持透析見合わせ」の意思決定支援 100

森山　学

7 排尿支援と緩和ケア

排泄機能不全における排尿支援と緩和ケア 108

森山　学

8 神経難病と緩和ケア

気管切開、人工呼吸器装着、胃ろう造設を拒否した ALS のケース 114

神谷　浩平

9 救急領域と緩和ケア

呼吸管理に関して家族で意見の相違があった脳梗塞のケース 123

吉池　昭一

10 介護施設と緩和ケア

意思疎通のできない入所者を花見に参加させるべきか
―生活における「思いやり」の態度は緩和ケアに通じる― 132

竹下　啓

11 看護と緩和ケア

看護師がチーム医療のリエゾンとして意思決定支援した
喉頭がん患者のケース 137

松村　優子

12 訪問看護と緩和ケア

「わしは、だるまさんになっちまったよ」―両下腿切断した
糖尿病患者のケース 144

箕岡　真子

総論

● 総　論 ●

1 「臨床倫理」をキーワードに 緩和ケアを考える

要　旨

　医療としての緩和ケアについては、すでに多くの熟慮がなされた成書があるが、本書においては「臨床倫理」をキーワードに、新たな視点で緩和ケアを見つめ直してみたい。それは、緩和ケアにおいては、①臨床倫理的思考は緩和ケアに不可欠な本質的な要素である、②緩和ケアは倫理的に適切な意思決定プロセスを支援するものである、③"ひとりの人"として尊重することは尊厳への配慮につながる、という理由からである。

キーワード

臨床倫理と緩和ケア、倫理的に適切な意思決定プロセス、意思決定支援、尊厳、dignity therapy

1 「臨床倫理」は緩和ケアに不可欠な思考プロセスである

1）「臨床倫理」は、本質的な緩和ケアの一側面である

　私たち医療者は、一つの臨床ケースについて、診断をし、それに基づいた治療を実施し、また予後の予測など今後の医学的見通しについて考える。これらの診断・治療などについて考えるプロセスと同様に、その患者について倫理的に考慮することは、欠かすことのできない医療の一つの要素である。

　倫理的に考慮するとは、ひとりの患者を全人的に見つめ、患者本人や家族の価値観や人生観に焦点を当て、その人の尊厳に配慮することを意味する。したがって、「臨床倫理」をキーワードに緩和ケアを考えることは、緩和ケアの倫理的土台となる普遍的な考え方を示すことになる。実際、がんだけでなく、慢性疾患に罹患した人々の QOL/well-being の改善のために、臨床倫理的思考は医療ケアに不可欠な一つの要素として、世界の多くの国々で認識されてきている。

　緩和ケアは、後述のごとく意思決定支援をも含む。倫理的に適切な意思決定プロセスは、まさに緩和ケア実践の重要部分を占めるのである。緩和ケアの目的は、身体的苦痛だけでなく、心の苦痛も和らげることであり、それは治療方針に関する適切な意思決定支援を受けることで、残された時間が短い患者の満たされた思いは、より達成されることになる。

2）患者や家族にも「緩和ケアの権利」について理解を

　慢性疾患において緩和ケア的アプローチを実践することは、生命を脅かす疾患に罹患した人々のQOL の改善のために不可欠な一つの要素である。本書は、慢性疾患に罹患している患者本人だけでなく、家族およびその関係者にも広く「緩和ケアの権利」について理解をしていただきたいという趣旨の下、医療者向けの緩和ケアの定義（＊WHO）以外に、以下の一般の人向けの定義を提示する。

1　「臨床倫理」をキーワードに緩和ケアを考える

　本書で提案する一般の人向けの定義は「緩和ケアは重い病気に罹った場合でも、最期までできるだけ自分自身の価値観にそった、苦痛の少ない快適な生活を送り、人生が満ち足りたものになるために、患者さん本人はもちろんのこと、家族に対しても、医療ケア専門家がお手伝いするものです。また、緩和ケアには、今後の治療方針や日常生活の過ごし方を決めるための助言や支援をも含みます」である。

2 緩和ケアは倫理的に適切な意思決定プロセスを支援するものである

　倫理的に適切な意思決定支援は、緩和ケアの重要な柱であるがゆえに、「臨床倫理」をキーワードに緩和ケアを考えることは意義深いことである。

　ここで、ある日の緩和ケア病棟をのぞいてみよう。

　Aさんは長い間COPDを患っており、労作時の呼吸困難に苦しんでいたが、2年前に肺がんが発見された。いくつかの治療にも関わらず肺がんは進行し、1か月前から緩和ケア病棟に入院中である。しかし、Aさんは内緒で煙草を吸っている。緩和ケアチームは、このままAさんに煙草を吸わせてよいのかどうか悩んでいる。

　Bさんは消化器がんで、腹水が貯留し腹部膨満感が著明で、疼痛も強いため、間歇的鎮静が行われている。いつも献身的な介護をしている家族は、本人のために、さらなる深い持続的鎮静を望んでいるが、本人の意向ははっきりしない。緩和ケアチームは、家族の意向のみで深い鎮静を導入してよいか悩んでいる。

　Aさんのケースでは、「本人の自律を尊重することは良いことだ」という倫理的価値と、「病院の規則に従うことは良いことだ」という倫理的価値が対立してジレンマになっている。Bさんのケースでは、家族の代理判断の適切性と意思決定プロセス支援の方法について、あるいは、そもそも家族は代理判断者として適切なのかなどの倫理的論点が浮かび上がってくる。

　そう、緩和ケア病棟においては、こういったさまざまな倫理的問題がいつも起こっているのだ。患者のことを全人的にとらえ、その人の残された人生を満ち足りたものにするためには、倫理的に適切な思考のプロセスを踏んでジレンマ解決に結びつける必要がある。

　緩和ケアチームは、多くの内在している倫理的問題を解決するために、ミーティングを開き、4分割表を解決への道筋のツールとして用いている。それは、まさに、「倫理カンファレンスである」といっても過言ではない。

1）4分割表の作成

　このような倫理的問題が起こっている臨床現場では、まず、倫理的ジレンマ解決のプロセスの手始めとして、4分割表を作成する。【医学的事項】【本人の意向】【QOL】【周囲の状況】に分けて、その患者や家族に関わる事実factを理解し、倫理的論点を**同定**し、**分析**する。そして話し合いにより、**解決**への道筋を探っていくというプロセスを経る。

（＊）医療者向けの緩和ケアの定義（WHO）は「生命を脅かす疾患に伴う問題に直面する患者と家族に対し、疼痛や身体的、心理社会的、スピリチュアルな問題を早期から正確にアセスメントし解決することにより、苦痛の予防と軽減を図り、生活の質（QOL）を向上させるためのアプローチである」。

3

総　論

2）本人の自律への配慮

　自律尊重原則やインフォームドコンセントの法理により、今後の治療方針に関する患者の自己決定は保障されているが、身体的・精神的に脆弱な状態にある患者に対して、さまざまな配慮が必要である。

　患者との繰り返す対話を通じて、本人の考え方を明らかにし、それを関係者で共有する。あるいは、患者が現在表出している意思は真意なのか、それを支える家族への支援の仕方について、さらに生命維持治療を差し控えたときの緩和ケアのあり方について、十分に話し合っておくことが必要である。特に、「医学的最善」と「患者にとっての最善」について互いに理解・納得し合うことが必要である。患者は今後の方針を自分で決めることができたとき、満足感を覚え、well-being（しあわせ感）が増し、QOL が改善する。

　また、意思決定能力が低下した人への支援のあり方として、shared decision making（共有された意思決定）、supported decision making（支援を受けての意思決定）という考え方が重要である。

3）家族への意思決定支援

（1）適切な代理判断のプロセス

　本人に意思決定能力がないと適切に評価された場合、あるいは本人が意思表明できないときには、家族等による代理判断が行われる。

　代理判断は、

①まず事前指示 /ACP があれば本人の意向として尊重する。

②事前指示 /ACP がなければ、このような状況において本人だったらどうするのかという、本人の意思を適切に推定する。

③そして、推定さえできなければ、本人にとって最善の利益とは何かを考えて決定する。

というプロセスを踏む。

　また、代理判断者として家族であれば誰でもよいというわけではない。本人の意思を代弁でき、本人の最善の利益について判断できる人が望ましい。具体的には、

①患者の性格・価値観・人生観等について十分に知り、その意思を的確に推定できる。

②患者の病状・治療内容・予後等について、十分な情報と正確な認識をもっている。

③家族の意思表示が、患者の立場に立ったうえで、真摯な考慮に基づいたものである。

ことが必要である。

（2）緩和ケアは、本人への意思決定支援だけでなく、家族への意思決定支援をも含む

　命に関わる決断は、家族にとって、初めて経験する困難な決断であることが多い。実際、今後の方針について、納得し決断するまでにかなりの時間を要することもある。したがって、緩和ケアは、本人支援だけでなく、家族への意思決定支援をも含むものである。

　また、家族による代理判断は常に適切とは限らない。それは、家族が家族自身の願望と、患者本人にとっての最善を適切に区別できないことによる。代理判断は、あくまでも「患者本人にとって何が最善なのか」という視点でなされるべきであり、家族自身の願望・都合になってはいけないのである。

　したがって、家族への意思決定支援は、「家族が決めること」と「本人が決めること」の倫理的違

いを理解してもらう必要がある。そして、家族が代理判断する際に「患者のかつての願望」「患者の価値観に基づいて推測された願望」「患者の最善の利益」と、「家族自身の願望」について、適切に区別できるように支援することが大切である。

さらに、在宅で過ごすことの希望がある場合には、特に、生活の視点も取り入れて意思決定支援をすることが肝要である。そのためには、本人の ADL/IADL 手段的日常生活動作（Instrumental Activity of Daily Living）についての評価だけでなく、家族の介護力についても適切に評価する必要がある。

（3）家族への支援の仕方によって本人亡き後の悲嘆が変わる

家族が代理判断する際に、どのように意思決定支援をしたのかによって、本人亡き後の家族の悲嘆の質や程度が異なるし、グリーフケアの方法も変わってくる。家族に対してより良い支援ができれば、亡き後の悲嘆はあっても「本人のために十分に考え、できる限りのことをやった」という看取りの満足感がある。

また、家族が意思決定の際の不安や罪悪感に対処できるようにするための支援も大切である。

4）ACP（アドバンスケアプラニング）－本人を中心とした事前の話し合いの重要性

（1）ACP の倫理的意義

ACP は、人生の最終段階の医療ケアについて、本人が家族等や医療ケアチームと事前に繰り返し話し合うプロセスを指す。本人に意思決定能力があるうちに話し合いを行うため、患者の自律 Autonomy の尊重に寄与するし、本人の願望を関係者間で共有することができるため、今後の治療方針について関係者間の意見の不一致コンフリクトを減らすことができる。

実際、終末期医療に関する倫理的ジレンマは、本人の意向がわからないという理由で解決が難しいことが多かったため、ACP は終末期医療の倫理的問題を解決する手段として、多くの国々で提案されてきた経緯がある。

（2）緩和ケアは ACP のプロセスを内包する

残された人生の最終段階における QOL を向上させ満ち足りた日々を過ごすために、本人の願望にそった医療ケアのプランを立て実践することは有意義である。つまり、本人の尊厳に配慮した緩和ケアとは、ACP のプロセスを内包するものである。ACP に際しては、医療ケアだけでなく、生活に関する事柄や周囲の人間関係についても話し合いをすることが望ましく、意思決定プロセスに多職種の参加を促したり、地域連携を密にする必要がある。

（3）話し合いのタイミング

ACP に際して関係者間の話し合いは重要であるが、慢性疾患においては、その経過の長さゆえに時間的余裕はあるが、話し合いや ACP のタイミングをつかむことが、かえって難しい。なぜなら、慢性疾患は「経過が長く、寛解・増悪を繰り返す」「予後の予測が困難であるため、治療の限界点の見きわめが困難」「がんの末期と異なり、回復の可能性があるため、積極的治療を断念できない」といった特徴があるからである。

実際、がんと非がん慢性疾患では、患者の受け止め方が異なる。例えば、がんでは告知を受けると、不安・恐怖に襲われ「自分は死ぬかもしれない」と考える。しかし、循環器疾患や呼吸器疾患では、すぐには死を意識することはない。現実には長い下り坂のプロセスに入り込んでいるわけだし、心不全では、がんより予後が悪い場合もしばしばある。

総　論

5）すべての診療科に必要な基本的緩和ケア的アプローチ Generalist Palliative Care

（1）専門的緩和ケアと基本的緩和ケア……………………………………………………………

　緩和ケアは、緩和ケア専門チームによるアプローチ Specialist Palliative Care と、その他の診療科の医療ケアチームによる基本的緩和ケア的アプローチ Generalist Palliative Care に分けられる。

　多診療科にわたる慢性疾患の緩和ケアにおいては、特に、基本的緩和ケア的アプローチ Generalist Palliative Care は重要である。

　そして、各科における基本的緩和ケアと、緩和ケア専門医による緩和ケアを integrate し、より密接な連携をとることが必要である。それは各科ごとに縦割り分断された医療を、「緩和ケア」をキーワードに integrate することを意味する。また、専門的緩和ケアスタッフは、基本的緩和ケアスタッフを支えることが望まれる。

（2）基本的緩和ケア的アプローチ Generalist Palliative Care………………………………………

　前述のごとく、がんだけでなく、慢性呼吸器疾患、慢性心不全、脳血管障害、脳神経疾患、認知症、精神疾患、腎泌尿器疾患などのさまざまな慢性疾患においても、基本的緩和ケア的アプローチは重要である。

　それは、基本的緩和ケア的アプローチは、本人の願望に沿った、より満ち足りたエンドオブライフを過ごすための意思決定支援を含んでいるからである。したがって、すべての診療科において、生命を脅かす疾患に直面している患者のために、倫理的に適切な意思決定支援のプロセスを学ぶ必要がある。

　さらに、臨床倫理的思考のプロセスにおいては、患者や家族・医療ケアチームが抱える苦しみ・悩み（ジレンマ）に対して、共感をもって考えることが重要であり、それは基本的緩和ケア的アプローチの主要な部分を占めるはずである。

6）コンフリクト（倫理的ジレンマ）の解決の仕組み

　慢性疾患に関わるすべての医療ケア関係者が、その後の緩和ケアの方向性までを見通して対応できる仕組み（基本的緩和ケア的アプローチ）の構築と、早期に相談できるサポート体制（倫理コンサルテーション）の整備が必要である。

　倫理コンサルテーションは、病院内だけでなく、在宅・介護施設、地域倫理コンサルテーションも視野に入れ、日本臨床倫理学会は、倫理コンサルテーションをファシリテートできる人材である臨床倫理認定士および上級臨床倫理認定士の養成研修を実施している。

　慢性疾患の緩和ケアに関するコンフリクト（倫理的ジレンマ）の解決の具体的方法については、本書の各論のケースで、【気づき】【同定】【分析】【解決】への道筋を示しているので参照されたい。

3　"ひとりの人"として尊重することは尊厳に配慮することになる

　緩和ケアは、歴史的には Hôtel Dieu 神の宿、Hôpital de la charité（救貧院）、Hospices Civilis など、すべての疾患の人が、人間らしく最期の日々を過ごすという安息を提供する場としてのホスピスを源流とし、その後、がんの苦痛からの解放を目指す全人的ケアとして発展してきた。残された短い最期

の日々を満ち足りた思いで過ごすこと——それは、まさに、その人の尊厳に配慮することの重要性を意味している。

1）QOL と well-being の向上

慢性疾患における緩和ケアの目標は、疼痛を除去し、本人の QOL 生活の質の向上（生活支援）と well-being（満ち足りた思い・幸せ感）の向上を目指すことである。

そのためには、正確に病状や予後を把握し、症状緩和のために最適な治療ケアを実践することになる。最適な緩和ケアとは、「命を長らえるための治療」「機能維持のための治療」「快適さの最大化のための治療」の適切なバランスに配慮することである。加えて、QOL の改善のためには、身体的 /精神的 / 感情的苦痛の緩和のために、社会心理的支援と心の支援が重要である。

2）Dignity Therapy 尊厳を守るケア―残された短い時間を意義のあるものに

疼痛や苦痛を軽減し QOL を改善・向上することとともに、尊厳を守るケア（Dignity Therapy）は、慢性疾患における緩和ケアの一つの主要な目標となるべきものである。すなわち、臨床倫理の視点からは「尊厳を守るケア」は、緩和ケアの中心的枠組みだといってよい。

苦痛から解き放たれることは、人としての基本的権利であり、本人の尊厳保持のためには必要不可欠である。そして、医療者は、心や肉体の苦しみを感じているすべての病期の、すべての患者に対して、共感し、寄り添うことが求められる。その人のことを、唯一無二の存在として、誠意共感（compassion）をもって、真摯に考える姿勢が適切な緩和ケアにつながるのである。そういった意味で、臨床倫理と緩和ケアは通底している。

具体的には、患者の価値観や人生観、残された期間を考慮した、本人が望む QOL や治療のゴール「本人が何を大切に思っているのか」「どうすれば人生が意味をもつのか」「よい人生とはどのようなものだと考えているのか」について明らかにする話し合いをもち、それらを理解し、共感し、今後の治療方針を考えていくことが重要である。

（箕岡　真子）

【参考文献】
・箕岡真子：エンドオブライフケアの臨床倫理．日総研出版．2020.
・EAPC（European Association for Palliative Care）：Recommendations on palliative care and treatment of older people with Alzheimer's disease and other progressive dementias-The 11 domains and 57 recommendations including explanatory text. 2013.

総論

2 患者の権利からみた臨床倫理
―非がん患者の緩和ケアを受ける権利

要　旨

　臨床倫理問題、さらに非がん患者の緩和ケアを受ける権利を基礎づけるために、患者の権利から検討する方法を示した。

　患者の権利の視点を取り入れれば、そこから演繹される「原則」と「例外の枠組み」や「普遍性のルール」をもって考えることによって、これまでより論理的な考えを導くことができる。

　リスボン宣言でも認められている「緩和ケアを受ける権利（患者は、最新の医学知識に基づき苦痛を緩和される権利を有する）」が、権利であると理解されているのであれば、それはがんの患者だけでなく、すべての患者に保障されるものであり（権利の普遍性）、その他の非がん患者にも「患者の権利としての緩和ケア」が提供されるべきであると考えられる。

キーワード

患者の権利、緩和ケアを受ける権利、原則と例外、違法性阻却事由

1 問題意識

　問題意識は、次の通りである。臨床倫理カンファレンスは、混とんとした事実関係のなかで、多くの関係者が見るもの考えるもの大切と思うものが違うなか、4分割表を使い関連する事実や感情を整理し、4原則を使って倫理的ジレンマを分析し、時には、ガイドラインを参照しながら、個々の事例の今後の進め方を模索する多職種で行う動的な活動である[#]。

　倫理4原則は、それぞれが（道徳的）価値であり、他の価値との当然の優劣関係はないため、自律の原則と、善行の原則が対立した場合（この価値の対立を倫理的ジレンマと称する）、では、「自律の原則によって」とか、「善行の原則によって」とかにならないのであり、ジレンマがわかることは、問題状況の把握であっても、解決ではないことは、倫理カンファレンスを経験したものであれば、すぐに理解できると思う。したがって、これら倫理4原則が対立した場合には、臨床的には、一つはガイドラインの当てはめをするか、倫理4原則間のいわば価値の調整をすることになる。往々にしてこのような場合は、現場は答えを求めるために、ガイドラインの当てはめによる解決を図ろうとするが、ガイドラインはガイドラインであることを忘れてはならない。特に学会ガイドラインは、自らが当該（医療）行為を実施・中止する団体である以上、その利害を知らず知らずに体現している危険があり（その意味では利益相反の可能性がある）、ガイドラインに当てはまったからといって、行為・不行為が社会的に正当化されたとみなすことには慎重であることは心しなければならない。また、行

（#）筆者は、元裁判官で法科大学院教授を経て現在弁護士をしているが、国内での活動は、外部コンサルタント（倫理相談を業務とする委託契約を締結して行い、病院を擁護する顧問弁護士としてではない）として臨床の倫理を中心としたカンファレンスに参加することで、病院（地域を含む）は約30病院、件数とすると年間150事例を扱っている。

政のつくったガイドラインも、そのつくられた当時の作成者の関心や偏りが関わっているのであって、（民主主義の手続きを経た法ではないのであり）あくまでガイドラインはガイドラインなのである。

　では、この混とんとした中から少しでも抜け出すために、どのようなアプローチが考えられるのか。ここでは、**「患者の権利」から考える方法**を押し進めることとしたい。もとより、筆者は法律家であり、なんでもかんでも「権利、義務、責任」という職業人の一人であるが、筆者はこの立場には一定の距離を置いてきた。そのために、紛争を、法的権利義務を発見・確認する手続きである訴訟ではなく、特に医療では、意見の不一致を話し合いにより調整する、例えば、院内の医療対話推進者や、メディエーターによる話し合いの解決を推進してきた。それは、患者家族と医療者という信頼関係を基礎とする関係に、「私（患者）は権利者だ」「あなた（医師）は義務をもつ」「義務を果たせば（医師は）免責される」という、いわば対話を断絶する機能をもつ権利・義務・責任という枠組みは、そぐわないと考えてきた[##]。

2 患者の権利としての臨床倫理

　しかし、臨床の混とんとしたなか、すべてを平板に見る（どの価値も大事だ、だから皆が違ってすべていい）のでは、やはり、現実には、従前のように声の大きいものの意見が通ったり、対策が ad hoc、つまり、その場限りの問題解決となってしまう。

　そこで、患者の権利の視点を入れれば、そこから出てくる、**原則と例外の枠組み**をもって考える思考は、これまでより論理的な考えを導くことができると考える。このような思考枠組みを通して見える景色は、これまでと違う。そして、多くの臨床上の多くの問題は、この原則と例外の問題であることに気づく。例えば、なぜ、医療水準の医療を提供しないといけないのか（医療水準に満たない医療を提供すると、注意義務違反ないし過失と問われる）は、患者には医療水準の医療を受ける権利があるからなのである。したがって、原則は、医療の水準の医療を提供すべきであるが、できない場合は、例外としてできなかった理由を説明し、できなかったことを正当化する必要があるのである。つまり、権利が原則を構成するのである。

　もっとも、権利は、法的な文脈から倫理的な文脈まであり（権利の多義性）、ここでは、権利を請求権（権利主体が他者に対して一定の行為を請求するもの）として論じているが、これには異論もあるだろう。また、権利は決して空から降りてくるのではなく、何が権利かは慎重に考える必要があるし、権利がなぜ特権的な地位を有するのか、あるいは、権利と法・倫理とはどのような関係に立つのかという、基本的法哲学的分析を省略したうえでの考え方であるので、本論考は試論に過ぎないことは認めながら、混とんとした現場を新しく枠づけることができると考える。

　そのうえで、実定法等（条約や法律や判例）の手がかり（や解釈の可能性をできるだけ広げて）を説明したい。本稿では、手がかりとしては、主としてリスボン宣言、障害者の権利に関する条約、判例や、一部の法律（認知症基本法）が、その対象となろう。

　ところで、これまでもわが国では、包括的な患者の権利法（仮称）が模索されたり、個別の尊厳死法も国会に上程される直前までいったことがあるが、いずれも結実していない。

（＃＃）筆者は、厚生労働省の医療対話推進者の業務・研修指針の作成者で、国内だけではなく、海外でも WHO や JICA と共同して、医療対話推進者やメディエーターの取り組みを進めている。

総　論

> ＃ドイツでは、患者の権利の向上のための法律が成立し、医療契約に関する規定が民法典に組み込まれる（2013年）。フランスでは、患者の権利を定めた一般的な法律（2002年）のほか、尊厳死法（レオネッティ法 2005年）、終末期の患者の事前指示書の効力の強化などを目的に制定された法律（クリス・レオネッティ法 2016年）が定められている。また、アメリカでは、患者の自己決定権法（Patient self-determination act;1991）が有名である。
> （連邦法）
> ＃この点アメリカとの歴史を振り返る必要がある。アメリカは、医師のパターナリズムに対して患者の権利としての自己決定権（前述の Patient self-determination act; 1991）を主張して、医療者と患者関係が対立構造になってしまったという歴史への反省から、患者の権利を踏まえて、相互理解のための方法が模索されたのである。しかし、わが国では、実の意味で医療者と患者が強い対立関係になったという経験を積んでいないまま、患者の権利の側面を嫌い、本当の自己決定権を確立することなく、紛争を避ける傾向が、「なかよしこよし」の方策を生み出したといえる。まさに、いま日本で提唱される SDM（sheared decision making）は、決してアメリカにおける SDM ではなく、日本は、1周遅れのトップランナーなのである。

　したがって、個別の国内法からは、権利を直接導くことは難しいので、ここでは、日本医師会も認めている、患者の権利に関する WMA リスボン宣言や、条約である障害者の権利条約や、エホバの証人に対する説明義務に関する最高裁判決（判例）、さらに、今般施行された認知症基本法を例に読み解いていく。

3 ┃ 患者の権利と捉えたときの原則と例外

　まず、いくつかの例を示し、特に患者の権利に関するリスボン宣言を素材として、（請求権としての）権利を認めた場合の、原則と例外がどのようにとらえられるかを、いくつかの条文を素材に考えてみることにしたい。

　ここで、法体系が違法性阻却事由であることを説明しておく必要がある。この構造こそ、原則と例外を示す法の基本的な構造であることがわかる。

　まず、医療行為、特に**侵襲行為についての法（刑法）の考え方**を例として示そう。

　刑法は、違法類型の一つとして傷害罪の規定を有するが、医療は、「故意に」「患者を傷害」（メスを入れ、臓器を摘出するなど）の侵襲行為をともなうので、刑法の傷害罪（刑法 204 条）の規定が適用され、違法性の推定（社会的に許されないということ）を受けるが、刑法 35 条は「正当な（業務）行為」は処罰しない（違法性が阻却される）とされ、正当な業務行為の要件は、「1　治療を目的とすること、2　医学上一般に承認された手段方法をもってなされたこと、3　患者の承諾があること（承諾の前提としての説明）」と説明される。つまり、この場合、傷害罪の規定の裏には、「身体を傷害を受けない権利」が暗黙に認められていることを示している。このことを図示する。

侵襲行為の違法性阻却事由

刑法204条　人の身体を傷害した者は、十五年以下の懲役又は五十万円以下の罰金に処する。

刑法35条　法令又は正当な業務による行為は、罰しない。

刑法 （構成要件）（禁止行為）	違法性阻却（正当行為）	=	正当な業務行為の要件
刑法204条 人の身体を傷害した者は、十五年以下の懲役又は五十万円以下の罰金に処する。	刑法35条 法令又は正当な業務による行為は、罰しない。	=	1　治療を目的とすること 2　医学上一般に承認された手段方法をもってなされたこと 3　患者の承諾があること（承諾の前提としての説明）
隠れた権利 身体を傷害されない権利を有している。			

　次に、**個人情報保護法**でこの構造を示してみる。個人情報保護法は、個人の情報を、第三者の提供することを禁止（反すると違法性がある）し、ただし、あらかじめの本人の同意ないし法が許した場合（法は「次に掲げる場合」と規定する）は除く（つまり違法性がない）とする。同じような規定が、目的外利用（法21条）にも認められる。これを図示してみる。

個人情報保護法27条「第三者提供の制限」

第27条　個人情報取扱事業者は、次に掲げる場合を除くほか、あらかじめ本人の同意を得ないで、個人データを第三者に提供してはならない。
一　法令に基づく場合
二　人の生命、身体又は財産の保護のために必要がある場合であって、本人の同意を得ることが困難であるとき。
三　公衆衛生の向上又は児童の健全な育成の推進のために特に必要がある場合であって、本人の同意を得ることが困難であるとき。

禁止行為	違法性阻却（正当行為）	=	次に掲げる場合の例示
個人情報取扱事業者は、個人データを第三者に提供してはならない。	あらかじめ本人の同意を得た場合 次に掲げる場合は除く	=	一　法令に基づく場合 二　人の生命、身体又は財産の保護のために必要がある場合であって、本人の同意を得ることが困難であるとき。 三　公衆衛生の向上又は児童の健全な育成の推進のために特に必要がある場合であって、本人の同意を得ることが困難であるとき。（以下略）
隠れた権利 個人データを第三者に提供されない権利　がある。			

　職業倫理が法に高められた**守秘義務**（刑法134条）でも、業務上取り扱ったことについて知り得た人の秘密を漏らすことを禁止行為として、正当の理由があるときを、違法性阻却事由としている。

　このような規定には事欠かなく、医師法の**応召義務**（医師法19条）についても、診療に従事する医師は、診察治療の求があった場合には拒めない（拒む行為を禁止している）が、正当な事由があれば拒める（違法性阻却）としている。

総論

　このような規定がある場合は、原則（応召する）を前提として考え、例外事情（違法性阻却事由・正当事由）があるかを検討するのであるが、例外事情を示すのは、あくまで医療者であり、医療者がこれを示せないなら、応召しなければならない。

医師法19条「応召義務」
　　診療に従事する医師は、診察治療の求があつた場合には、正当な事由がなければ、これを拒んではならない。

禁止行為	原則（義務）	正当な事由に関する行政ガイドライン
診療に従事する医師は、診察治療の求があつた場合にはこれを拒んではならない。	正当な事由があれば拒める。	厚生労働省　令和元年12月25日「応招義務をはじめとした診察治療の求めに対する適切な対応の在り方等について」
隠れた権利 患者には、診療をしてもらう権利を有している。		

他方、これを患者の権利に関するリスボン宣言で示してみよう。

リスボン宣言 「3．自己決定の権利」
　a．患者は、自分自身に関わる自由な決定を行うための自己決定の権利を有する。医師は、患者に対してその決定のもたらす結果を知らせるものとする。

権利	原則（義務）	例外はない
患者は、自分自身に関わる自由な決定を行うための自己決定の権利を有する。	医師は、患者に対してその決定のもたらす結果を知らせるものとする。	

2 患者の権利からみた臨床倫理 ─非がん患者の緩和ケアを受ける権利

リスボン宣言
「4．意識のない患者」

医師は自殺企図により意識を失っている患者の生命を救うよう常に努力すべきである。

権利	原則（義務）	例外はない

自殺企図により意識を失っている患者

医師は、生命を救うよう常に努力すべきである

隠れた権利
自殺企図で意識を失っている患者にも「救命してもらう権利」がある。

リスボン宣言
「7．情報を受ける権利」

a．患者は、いかなる医療上の記録であろうと、そこに記載されている自己の情報を受ける権利を有し、また症状についての医学的事実を含む健康状態に関して十分な説明を受ける権利を有する。しかしながら、患者の記録に含まれる第三者についての機密情報は、その者の同意なくしては患者に与えてはならない。
b．例外的に、情報が患者自身の生命あるいは健康に著しい危険をもたらす恐れがあると信ずるべき十分な理由がある場合は、その情報を患者に対して与えなくともよい。

権利	原則（義務）	例外（義務が解除）	

患者は、自己の情報を受ける権利を有する

医師は、情報を与える義務がある

患者の記録に含まれる第三者についての機密情報

医師は、第三者の同意なく患者に与えてはならない

患者は、症状についての医学的事実を含む健康状態に関して十分な説明を受ける権利がある

医師は、説明をする義務がある

情報が患者自身の生命あるいは健康に著しい危険をもたらす恐れがあると信ずるべき十分な理由がある場合

医師は、患者に対して与えなくてもいい

そこで、これら権利が有している、原則と例外（違法性阻却）という構造を利用すれば、次のようなルールが導き出される。

あるケアを受けることが患者の権利であるなら、

A　権利が侵害（ケアが提供されていない、ケアが妨げられている）されていると

B　権利の侵害は原則として許さないというルールが適用され

C　権利の侵害が例外的に許されるためには、例外を説明する必要がある

ということになる。

総　論

4 緩和ケアを受ける権利を患者に認めたとき

　現在、がん領域だけではなく、それ以外の領域についても緩和ケアの拡充が図られ、現に本書もそのような趣旨で考えられている。

　しかし、「**なぜ、がん以外の領域についての緩和ケアが遅れた**」のか。

　その一つは、緩和ケアを受ける地位が、しっかりと権利であると理解されていなかったのである。権利であるなら、それはがんの患者だけでなく、すべての患者に保障されるものであり（権利の平等性・普遍性）、このように「患者の権利としての緩和ケア」という考えが共有されてこなかったことが（も）、大きな原因である。

　すでに、リスボン宣言は第 10 として、「10. 尊厳に対する権利　b. 患者は、最新の医学知識に基づき苦痛を緩和される権利を有する」とする。これを知らない医療者は少ない（医師国家試験に出題される）。もし、「権利」のもつ普遍性（人間であればだれでも権利の主体となり得る）を知っていたのなら、例えば、循環器の末期患者には、権利である緩和ケアが保障されていないことに疑問をもつはずでないか。われわれは、「権利」を軽く考えすぎなのである。

　したがって、緩和ケアを患者の権利であると認めるなら、すべての患者の緩和ケアを認めることの宣言をしなければならない（原則）。同時に、緩和ケアができない場合は、なぜできないかの理由を患者に説明する必要がある（例外）。権利と宣言する意味は、大きい。

（稲葉　一人）

●　総　論　●

3 緩和ケアで考慮するべき高齢者の特性

要　旨

　高齢者の慢性疾患には、複数併存、非典型的な症状、疾患覚知の遅滞などの特性がある。それぞれの人がさまざまな速度で身体的、精神的、経済的、社会的にフレイルになっていくことが不可避ななかで、一人ひとりの価値観や医療・ケアの目標を丁寧に探索することが求められる。特に、意思決定能力が低下していたり、意思や利益を代弁できる家族がいないなどの脆弱な状況にある患者を取り残すことなく、適切な緩和ケアを提供することに留意する必要がある。

キーワード

高齢者、フレイル、個別性、緩和ケア

1　高齢者の特性

　衛生状態や食糧事情の改善、そして医療・医学の進歩により、日本は世界に誇る長寿国となった。一方、少子化も同時に進行したため、高齢化率（65 歳以上人口の割合）は 1960 年の 5.7％から 2020 年には 28.8％に増加した[1]。厚生労働省は、65 歳から 74 歳を前期高齢者、75 歳以上を後期高齢者と区分している。

　なお、日本老年学会と日本老年医学会は、「高齢者の身体機能や知的能力は年々若返る傾向」にあることなどを背景に、65 ～ 74 歳を准高齢者・准高齢期、75 歳以上を高齢者・高齢期と呼び、高齢者のなかで、超高齢者の分類を設ける場合には、90 歳以上とすることを提唱している[2]。将来の公衆衛生や医療・ケアの変化により、高齢者の定義は今後も再検討されるかもしれない。

　「高齢者の特性を踏まえた保健事業ガイドライン第 2 版」[3] では、後期高齢者の特性として以下の 5 点を挙げている。

　①後期高齢者は、前期高齢者と比べ、加齢に伴う虚弱な状態であるフレイルが顕著に進行する。

　②複数の慢性疾患を保有し、フレイルなどを要因とする老年症候群の症状が混在するため、包括的な疾病管理がより重要になる。

　③医療のかかり方として、多医療機関受診、多剤処方、残薬が生じやすいという課題がある。

　④健康状態や生活機能、生活背景等の個人差が拡大する。自立度の高い後期高齢者がいる一方で、多病を抱え高額な医療費を要する後期高齢者が一定の割合存在する。

　⑤後期高齢者は 97.9％が医療機関を受診しており、要介護認定割合が 80 歳以上から約 4 割に急上昇するなど、医療と介護ニーズを併せ持つ状況にある者が増加する。

　これらの特性は、後期高齢者に限定された特性ではなく、高齢者全般にも共通することである。高齢者は加齢にともない運動機能、感覚機能、認知機能、恒常性維持機能、生体防御機能、摂食・栄養吸収機能、排泄機能などが低下する。難聴、視力障害、頻尿、めまい、物忘れなど、原因はさまざま

総　論

であるが放置すると高齢者の ADL を阻害する一連の症候は、老年症候群（geriatric syndrome）とよばれることもある [4]。

2 高齢者の慢性疾患の特性

　高齢者は疾患の治療が困難で慢性化することが少なくなく、その結果、複数の疾患を抱えていることも多いため、主訴が複数となり、多数薬剤の処方（ポリファーマシー）となりやすい。また、非高齢者と比較して症状が非典型的で、患者の受療行動だけでなく、医療・ケア提供者側の疾患の覚知が遅延することもある。そして、アルツハイマー型認知症に代表される認知症だけではなく、一般に加齢に伴い認知機能が低下すること、意思疎通や感情表出に必要な視覚、聴覚、あるいは、言語能力が低下するために、病歴聴取を含む意思疎通が困難となる。さらに身体活動性の低下から外傷を負うなど、原疾患と直接的な関係がない新たな病態の併発も稀ではない。

　以上のような加齢にともなう問題を医学的に捉える老年医学（geriatrics）的な観点だけではなく、高齢者の特性をもっと広く学際的に捉える老年学（gerontology）的な観点も重要である。「高齢期に生理的予備能が低下することでストレスに対する脆弱性が亢進し、生活機能障害、要介護状態、死亡などの転帰に陥りやすい状態で、筋力の低下により動作の俊敏性が失われて転倒しやすくなるような身体的問題のみならず、認知機能障害やうつなどの精神・心理的問題、独居や経済的困窮などの社会的問題を含む概念」である frailty（フレイル）は、まさしく老年学（gerontology）的な視点で高齢者にみられる病態の特性を記述したものである [5]。フレイルな状態の高齢者であっても、適切な社会的支援や社会基盤によって自立した生活を送ることが可能となること、すなわち、高齢者の「特性」は高齢者の周囲の状況によって「特性」ではなくなるかもしれないことにも留意するべきである。

　医療・医学の進歩によってフレイルの進行を緩徐化することや、社会的支援の拡充や社会基盤の整備によって自立した生活を送ることが可能な期間を延長することは可能かもしれない。しかし、不老・不死を期待できるわけではないので、フレイルの問題を完全に解決することはできないであろう。フレイルな高齢者の場合、肺炎や骨折のようなフレイルがなければ治癒を目指すことが当然と考えられる病態であっても、医療・ケアの目標はそれぞれの人によって、あるいは、それぞれの人が主観的に捉える人生の段階によって、多様である。

　高齢者の慢性疾患の特性とは、疾患や病態の特異性だけではなく、それぞれの人がさまざまな速度で身体的、精神的、経済的、社会的にフレイルになっていくことが不可避ななかで、一人ひとりの価値観や医療・ケアの目標を個別に探索することが求められることにある。

3 がん緩和ケアにおける高齢者

　WHO の緩和ケアの定義において、緩和ケアの対象は特定の疾患に限定されているわけではない。しかし、実際のところ日本においては、緩和ケアは主にがんに対する医療・ケアの文脈で発展してきた。

　全国がん登録データによると、2019 年に診断されたがん患者のうち 65-74 歳は 30.1％、75 歳以上は 45.4％であった [6]。つまり、がん緩和ケアの対象の多くが高齢者であり、緩和ケアを含むがん診療においても高齢者の特性を考慮することはきわめて重要である。一方で、いわゆる標準治療の根拠と

16

なる臨床試験の多くは主に 75 歳未満の患者を対象に実施されてきたことから、後期高齢者に対するがん治療については十分なエビデンスが確立していない場合も少なくない。

　高齢者にフレイルや臓器障害があれば、がんそのものに対する治療のみならず、支持療法や緩和ケアの提供にも支障となる。がんの治療から期待できる利益とリスクについて十分な医学的な知見がなかったり、それらの見積りが困難だったりする結果、利益とリスクに対する価値判断が患者本人、家族、医療・ケア提供者によって異なりやすくなることが考えられる。そのような場合、医療・ケアの方針を検討するのに、臨床倫理の考え方が必要になる。

　それが本当に実践されているかはさておき、がん診療において早期からの緩和ケアが大切であることは、広く認識されている。進行がんに対して標準的ながん治療と並行して早期に緩和ケアを行うことで、患者の身体症状や精神症状を軽減できるだけでなく、患者の QOL と全生存期間やケア提供者の QOL を改善できることが無作為化比較試験により明らかにされている [7]。がん診療のある時点（診断時のこともありえる）で、標準的ながん治療から見込まれる利益とリスクの差分が小さいかマイナスであるとみなされれば、緩和ケアが主な治療方針となり、その方針は "Best Supportive Care (BSC)" とよばれる。BSC の意思決定プロセスにおけるコミュニケーションは、以前から課題として広く認識されている。日本で 2008 年から日本緩和医療学会が主体となって実施されている緩和ケア研修会においても、「がん等の緩和ケアにおけるコミュニケーション（患者への悪い知らせの伝え方、がん等と診断された時から行われる当該患者の治療全体の見通しについての説明や患者の意思決定支援を含む。）」は、必須の教育項目となっている [8]。

4 がん・非がんの緩和ケア：二項対立を超えて

　現代の緩和ケアは、医療・ケアの目標設定、症状の管理、心理社会的ケア、コミュニケーション、意思決定、終末期ケア、ケア提供者と家族のケアを包含した概念である [9]。緩和ケアの概念は、患者がもつ疾患ががんであるかがん以外の疾患（非がん疾患）であるかに関係なく、また、具体的な介入手段（例えば、疼痛に対する薬物療法）も基本的には共通している。もちろん、疾患によって、疾患特異的な治療手段、予後と予後予測、患者・家族に与える心理的影響、公的支援へのアクセスは異なるが、がん・非がんの緩和ケアの差をことさら強調して考えるよりも、疾患や病態（たとえば、腎不全があれば腎代謝のモルヒネ使用には慎重になるなど）も含めてそれぞれの患者の特性を認識し、一人ひとりについてより良い緩和ケアのあり方を考える必要がある。

　とはいえ、実際に緩和ケアを提供するうえで疾患ごとに大きく異なるものもある。その一つは予後予測の指標であり、Supportive and Palliative Care Indicator Tool（SPICT）に端的に表れている [10]。SPICT は「健康状態が悪化するリスク、あるいは亡くなるリスクのある方を同定し、その方々の支持療法・緩和ケアにおける満たされていないニーズを評価するガイド」である。まず、「健康状態の悪化を示す全般的な指標」6 項目のうち 2 つ以上が当てはまるかを確認する。さらに、患者が罹患している疾患ごとに、「がん疾患」「認知症 / フレイル」「神経疾患」「心疾患・血管疾患」「呼吸器疾患」「腎疾患」「肝疾患」それぞれにおいて規定された「進行した状態を示す臨床指標」が 1 つ以上あるか確認する。これらの項目を満たした場合に、「次にするべきこと」として、①現在の治療とケアを見直し、必要であれば適切に変更すること、②将来のケア計画を患者や家族と話し合い、合意すること、③他のチームメンバーとも話し合うこと、④計画を記録し、共有し、コーディネートすることが

総　論

推奨されている。

　がん・非がんなどの疾患を問わず高齢者に対する緩和ケアを考えるうえで重要なのは、高齢者においては意思決定能力が十分ではない患者の比率が高いことである。WHO は、緩和ケアを「緩和ケアとは、生命を脅かす病に関連する問題に直面している患者とその家族の QOL を、痛みやその他の身体的・心理社会的・スピリチュアルな問題を早期に見出し的確に評価を行い対応することで、苦痛を予防し和らげることを通して向上させるアプローチである」[11] と定義している。また、緩和ケアにおける主要な関心事として、患者の QOL、価値観、人生の意味（原文では quality, value, and meaning of life）が挙げられている [12]。「苦痛」「QOL」「価値観」「意味」は、認知症やさまざまな事情によって患者や家族（不在であることや、存在しても患者の医療・ケアへの参画を拒むこともある）が十分に意向を表明することができない場合、医療・ケアチームによる評価はきわめて困難になり、もしかしたら過小に見つもられる危険があるかもしれない。苦痛の表出も自身について語ることも不可能で、意思や利益を代弁できる家族をもたない患者が緩和ケアの対象から外れるはずはない。高齢者に対する緩和ケアを考えることは、このような脆弱な患者に適切な緩和ケアを提供することにつながるはずである。

（竹下　　啓）

【参考文献】
1) 内閣府「令和 3 年版高齢社会白書」（令和 3 年 7 月）
2) 日本老年学会・日本老年医学会「高齢者に関する定義検討ワーキンググループ報告書」（平成 29 年 3 月 31 日）
3) 厚生労働省保険局高齢者医療課「高齢者の特性を踏まえた保健事業ガイドライン第 2 版」（令和元年 10 月）
4) 神﨑恒一：老年症候群と高齢者総合機能評価．日本臨床　69 巻増刊 10　認知症学（下）．2011：503-511．
5) 日本老年医学会「フレイルに関する日本老年医学会からのステートメント」（平成 26 年 5 月）
6) 厚生労働省「平成 31 年（令和元年）全国がん登録罹患数・率報告」（令和 4 年 4 月 27 日）
7) Temel JS, Greer JA, Muzikansky A, Gallagher ER, Admane S, Jackson VA, Dahlin CM, Blinderman CD, Jacobsen J, Pirl WF, Billings JA, Lynch TJ. Early palliative care for patients with metastatic non-small-cell lung cancer. N Engl J Med. 2010 Aug 19; 363(8): 733-42., Meyers FJ, Carducci M, Loscalzo MJ, Linder J, Greasby T, Beckett LA. Effects of a problem-solving intervention (COPE) on quality of life for patients with advanced cancer on clinical trials and their caregivers: simultaneous care educational intervention (SCEI): linking palliation and clinical trials. J Palliat Med. 2011 Apr; 14(4): 465-73. など
8) 厚生労働省「がん等の診療に携わる医師等に対する緩和ケア研修会の開催指針」（健発 0509 第 4 号）（最終改正　平成 30 年 5 月 9 日）
9) Cheng KK, Nicholson C. Prioritizing the integration of geriatric oncology and palliative care. J Geriatr Oncol. 2018; 9(6): 690-692.
10) Oishi A, Hamano J, Boyd K, Murray S. Translation and Cross-Cultural Adaptation of the Supportive and Palliative Care Indicators Tool into Japanese: A Preliminary Report. Palliat Med Rep. 2022; 3(1): 1-5.
11) 大坂巖、渡邊清高，志真泰夫，倉持雅代，谷田憲俊：わが国における WHO 緩和ケア定義の定訳—デルファイ法を用いた緩和ケア関連 18 団体による共同作成—．Palliative Care Research. 2019; 14(2): 61-66.
12) Doyle, Derek, and David Barnard. "End-of-Life Care." Bioethics, edited by Bruce Jennings, 4 th ed., vol. 2, Macmillan Reference USA, 2014, pp. 972-979.

総論

4 基本的な緩和ケア的アプローチ Generalist Palliative Care の重要性

要旨

　WHO の緩和ケアの定義では、「すべての人が緩和ケアを受ける権利を有する」とうたっている。まず、緩和ケアは本来、生命を脅かすすべての疾患において欠かせないものであることを再認識しなければならない。わが国では高齢化の進展にともない、非がんの領域においても緩和ケアの必要性が高まっている。なかでも近年、進展を遂げているのが、心不全領域での緩和ケアだ。その普及への歩みから見えてくるのは、基本的緩和ケアと専門的緩和ケアの有機的連携の重要性だ。基本的緩和ケアとは、緩和ケアを専門としない医療従事者が臨床実践のなかで提供するものである。一方、専門的緩和ケアは、非専門家が難渋する症状管理や意思決定支援、コミュニケーションなどの複雑な問題に対処する必要がある場合に、緩和ケアの専門家が提供するものとなる。この 2 つの緩和ケアが両輪となったその先に、日本の緩和ケアの新たな姿が見えてくるにちがいない。

キーワード

基本的緩和ケア、専門的緩和ケア、心不全、心不全緩和ケアトレーニングコース

1 「緩和ケア」は専門分化した医療を integrate する

　WHO の定義（2020）[1] によると、緩和ケアとは「生命を脅かす病気に関連する問題に直面している患者（成人および子供）とその家族に対して、身体的、心理社会的、精神的を問わず、痛みやその他の問題を早期に特定し、正しく評価し、治療し、苦痛を和らげ新たな問題を防ぐためのアプローチ」と説明されている。また、緩和ケアは「健康に対する人権として明確に認められている」とし、すべての人が緩和ケアを受ける権利を有するとうたっている。

　注目すべきなのは、「**苦痛の原因が心血管疾患、がん、主要臓器不全、薬剤耐性結核、重度の火傷、末期慢性疾患、急性外傷、極度の出産未熟または老年期の極度の虚弱であるかどうかにかかわらず、緩和ケアが必要となる**」との指摘である。緩和ケアは、日本のみならず海外においても、がんの領域を中心に発展してきた歴史がある。まずは、がん、非がんを問わず、緩和ケアは本来、生命を脅かすすべての疾患において欠かせないものであることを再認識する必要がある。すべての生命を脅かす疾患へのアプローチであることから、専門分化が進展した日本の医療において、緩和ケアは各科ごとに分断された医療を統合する原動力になっていくと期待される。緩和ケアにおいては、木を見て森を見ずの医療を脱して、人を診る医療への原点回帰が求められている。

　そのうえで、先駆的な試みが広がりをみせる非がん領域における緩和ケアのあり方を議論し、実践することで得られる知見を共有して発展させていかなければならない。がんと非がん双方で緩和ケアの検討が深化することで、日本の緩和ケアはさらなる「その先へ」と発展を遂げられるはずである。

総　論

2 基本的な緩和ケア的アプローチのポイント

1）ニーズに応じて提供すべき

　非がんの緩和ケアにおいては、すべての診療科領域にかかわる「基本的な緩和ケア的アプローチ（Generalist Palliative Care）」が重要であることは論を待たない。

　今日の緩和ケアにおいては、「疾患の種類や病期によって提供されるものではなく、ニーズに応じて提供すべきもの」という理解が広がっている。緩和ケアは、何も終末期に限ったものではないことも浸透しつつある。また、生命を脅かす疾患の「病の軌跡」（illness trajectory）のなかで生まれる苦痛は、一人ひとりの患者で異なる。そのことをよく理解したうえで、個々人の緩和ケアのニーズに対応していくべきである。

2）心不全における緩和ケアのニーズ

　では、非がんのなかで、緩和ケアのあり方をめぐる議論と実践はどうなっているのか。第一歩として、先行している心不全の領域で、どのような緩和ケアニーズがあるのかを見ておきたい。

　心不全の診療に携わる国内の 40 歳以下の若手医師が、所属施設を超えて議論を交わす「U40 心不全ネットワーク」（約 300 人参加）というグループが活動している。2014 年からは毎年心不全フェローコースという 1 泊 2 日の勉強会「U40 心不全フェローコース」を開催。2016 年 9 月に福岡市で開催された「第 3 回 U40 心不全フェローコース」では、参加者を対象に、実際に心不全診療の現場で働く若手医師が心不全緩和ケアについてどう考えているのかを明らかにした[2]。

　対象は全国からフェローコースに参加した 62 人（38 施設）のうち、有効回答が得られた 47 人（医師経験年数 8.3 ± 3.5 年）、32 施設（うち大学病院 16）。どのようなときに緩和ケアの必要性を感じたのかを、①身体的苦痛、②精神的苦痛、③倫理的な問題、④その他、で分類した（図 4-1）。身体的苦痛では、呼吸困難が 64％と多く、倦怠感 49％、食欲不振 33％、疼痛 27％と続いた。精神的苦痛では、不安が 60％で、うつ 47％、せん妄 27％、不眠 11％と続き、自殺念慮も 7％だった。倫理的な問題では、意思決定支援が 62％、治療の中止 58％、治療の指し控え 44％、病状告知 33％だった。その他では、オピオイドの使い方が 40％と多く、鎮静剤の使い方も 29％だった。家族の要請（22％）、グリーフケア（11％）も挙がっている。

　また 2016 年には、心不全緩和ケア研究会（代表世話人：兵庫県立尼崎総合医療センター　佐藤幸人氏）が日本循環器学会の循環器専門医研修施設の 1,004 施設を対象に調査を行っている。心不全患者に対する緩和ケアの必要性については 98％（527 施設）が「必要と思う」と回答（有効回答 539 施設）。また、「必要と思う」と回答した施設が、どのような症状に緩和ケアが必要と考えているのかを解析したところ、呼吸困難 91.5％、不安が 70.6％、抑うつが 61.1％と多かった（複数回答）。倦怠感も 56.5％と多く、食思不振 49.1％、不眠 48.2％、疼痛 34.5％、浮腫 29.2％、悪心 23.1％などと続いた[3]。

　このように医療現場での緩和ケアニーズを把握し、それを公表して議論の俎上に載せたことは、心不全の緩和ケアの実践を推し進めるきっかけとなったのはいうまでもない。同じようなプロセスは、例えば慢性閉塞性肺疾患（COPD）をはじめとする非がん性呼吸器疾患・呼吸器症状の緩和ケアなど、心不全以外にも広がりをみせている。

4 基本的な緩和ケア的アプローチ Generalist Palliative Care の重要性

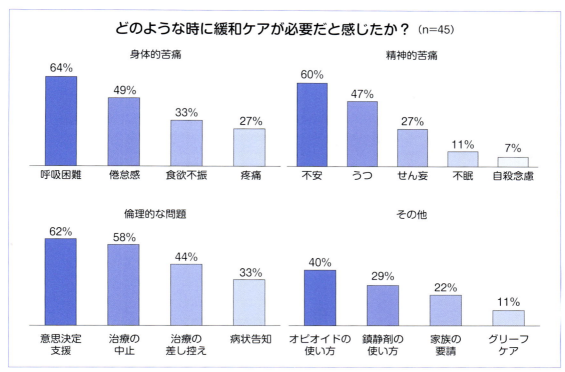

図 4-1 心不全緩和ケアのニーズ（文献2から）

3）より早いステージから始める緩和ケア

　2018年に、診療報酬に盛り込まれた心不全緩和ケアは、末期心不全が対象となっている。いわゆる終末期での緩和ケアを想定したものだ。しかし、心不全多職種チームが活動を展開する施設では、より早いステージからの取り組みが行われている。緩和ケアのニーズに応じて対応するという基本方針があるからだ。この考え方は、専門学会の提言にも反映されている。

　2021年3月に日本循環器学会と日本心不全学会が「2021年改訂版 循環器疾患における緩和ケアについての提言」[4]を発表した。そのなかで、心不全の緩和ケアはステージC（心不全の症状が現れた段階）から取り組むべきものと位置づけられている（図4-2）。つまり、診断時から治療とともに緩和ケアを提供することが推奨されている[4]。この点は、心不全に限らずほかの疾患領域においても同様の対応が求められる。

4）多職種チームでの対応が基本

　心不全の緩和ケアの実践例から見えてくるのは、①多職種のチームで対応する、②日常診療の場で標準的な医療として取り組む、③基本的緩和ケアと専門的緩和ケアの2段構えで対応する、の3点だ。

　循環器や緩和ケア、総合診療や家庭医療などの領域のさまざまな職種が、垣根を越えて協働し「地域包括的心不全緩和ケア」の実現を目指す「九州心不全緩和ケア深論プロジェクト」や、前述の心不全緩和ケア研究会に参加する施設を中心に、心不全多職種チームが組織され活動を展開している。

総論

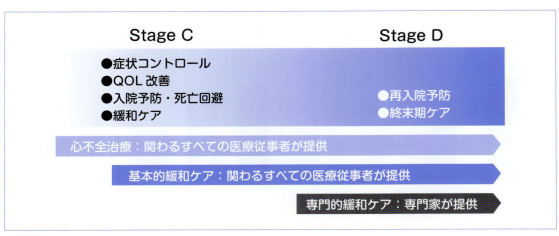

図 4-2　ステージ C からはじめる基本的緩和ケア（久留米大学病院高度救命救急センター CCU ／心臓・血管内科の柴田龍宏氏による）

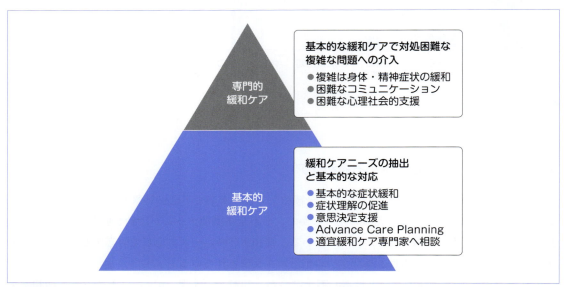

図 4-3　基本的緩和ケアと専門的緩和ケアの役割（久留米大学病院高度救命救急センター CCU／心臓・血管内科の柴田龍宏氏による）

チームで対応するのは、包括的かつ効率的に患者の苦痛を評価することが求められるからだ。

緩和ケアには、**基本的緩和ケア**と**専門的緩和ケア**（図 4-3）があるが、心不全多職種チームが担うのは基本的緩和ケアである。基本的緩和ケアとは、緩和ケアを専門としない医療従事者が臨床の現場で緩和ケアを提供するもの。具体的には、①緩和ケアのニーズをキャッチする、②基本的な身体的苦痛の緩和やメンタルケアを提供する、③意思決定支援と ACP（Advance Care Planning）を実施する、④適宜専門的緩和ケアにコンサルトする、などを担っている。

一方で専門的緩和ケアは、非専門家では難渋する症状管理や意思決定支援、コミュニケーションなどの複雑な問題に対処する必要がある場合に、既存の緩和ケアチームをはじめとする緩和ケアの専門家が提供するものである。

3 | 基本的緩和ケアと専門的緩和ケアの有機的連携

日本臨床倫理学会の理事長である新田國夫氏は、実臨床において、基本的緩和ケアと専門的緩和ケアとの間で交流が進むことが「これからの緩和ケアの真の姿」と指摘する。つまり、心不全緩和ケアのように疾患別に展開する基本的緩和ケアは、専門的緩和ケアとの連携があってはじめて成立するわけだ。ただし、日本の現状では、専門的緩和ケアとの連携に課題がある。専門的緩和ケアを担うのは、がん領域でスタートした緩和ケアチームが主であるため、非がんに対する緩和ケアチームが同一施設内に存在しない場合も多い。

解決策としては、施設間の連携が解決の糸口になる。限られた医療資源のなかでは、専門的緩和ケアを担当する緩和ケアチームを地域医療のなかの「**緩和ケアのハブ**」と位置付けて、有機的な連携を深めていくという道筋が見えてくる。

実際、その先駆けとなる取り組みは始まっている。心不全の緩和ケアに関する研究会（**循環器×緩和ケア研究会**）の代表を務める兵庫県立姫路循環器センター循環器内科の大石醒悟氏（現在、真星病院）は、神戸大学医学部附属病院緩和支持治療科の坂下明大氏とともに、心不全の治療チームと緩和ケアチームの協働を展開している。

まだ姫路循環器センターの循環器内科と神戸大学医学部附属病院緩和支持治療科の組み合わせに過ぎないが、このような疾患別対応チームと緩和ケアチームの連携は今後、各地に広がっていくことが見込まれる。大石氏と坂下氏が立ち上げた循環器×緩和ケア研究会には、関西の医療機関を中心に、毎回 150 人以上もの医師をはじめとする多職種が参加し、心不全の緩和ケアについて率直な議論を展開してきた。そこで培われたチーム連携の種は、今後、各地で一斉に芽吹いていくことが期待される。

4 | 高齢者ケアにおける緩和ケアのシステム化 ─広島県の地域医療展開に学ぶ

専門的緩和ケアを担当する緩和ケアチームの役割を拡充する一方で、基本的緩和ケアのすそ野の広がりにも注力しなければならない。特に、高齢者ケアに関わるすべての医療ケア関係者が、緩和ケアの方向性までを見通して対応できる仕組みの構築と、早期に相談できるサポート体制の拡充が求められる。

こうした高齢者ケアにおける緩和ケアのシステム化で、先行事例となるのが広島県の取り組みだろう。第一歩は 2011 年に発足した広島大学病院の心不全センターだった。

この広島大学方式の心不全センターはその後、二次医療圏に 1 つのセンターを整備するという広島県の心不全地域連携サポートチーム体制構築事業（心臓いきいき推進事業）5) に発展。2023 年現在、広島大学も含め 7 つのセンターに広がっている（図 4-4）。

もともと、広島大学病院の心不全センターは、同時期にスタートした心不全外来と対をなす。前者は入院患者に対して、各領域の専門医、看護師や栄養士、薬剤師、歯科医師らがサポートする機能をもつ。後者は、主治医と心不全の専門看護師らがチームを組んで退院後の心不全患者をフォローするものだ。心不全センターの存在は、基本的緩和ケアの普及の橋頭保になり、将来のシステム化を見据えた雛形として有用になる。

総 論

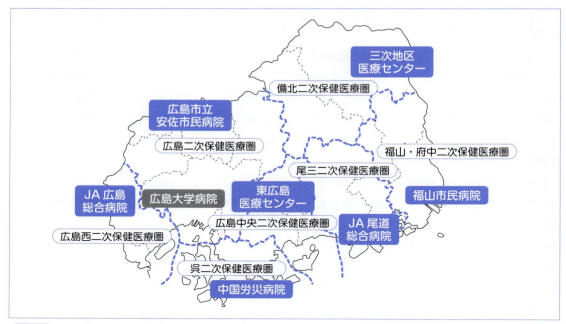

図 4-4　広島県が進める心臓いきいきセンター

　このような広島方式は、各都道府県で進む地域包括ケアシステムの展開に応用できるものだ。地域包括ケアシステムは、団塊の世代が75歳以上となる2025年を目標に、重度な要介護状態となっても住み慣れた地域で自分らしい暮らしを人生の最後まで続けることができるよう、住まい・医療・介護・予防・生活支援が一体的に提供されるケアシステムの構築を目指している。システム構築のなかでは明文化されていないが、こうしたケアシステムのなかで緩和ケアの役割は、欠かせないものになるはずだ。

5　基本的緩和ケアのサポート体制の将来的展望

1）心不全緩和ケアの普及

　最後に、基本的緩和ケアをサポートする体制についても触れておきたい。2020年度診療報酬改定で、末期心不全に対する緩和ケアの保険適用が拡大された。また、その算定要件として受講が求められる研修に、日本心不全学会が開催する心不全緩和ケアトレーニングコースが加わった。こうした学会の動きは、心不全緩和ケアの普及に欠かせないものだ。また、心不全以外の医学学会への波及効果も期待される。

2）基本的緩和ケアの教育・研修

　学会の動きに先行して、国や自治体もさまざまな研修のなかで、緩和ケアをテーマとするプログラムを実施するようになっている。医療介護の従事者に対する緩和ケアの教育・研修の積み上げによって、緩和ケアのすそ野を広げていくことが肝要だろう。

3）「臨床倫理」の果たす役割

　基本的緩和ケアにおいては、倫理的に適切な意思決定支援やACPの実践は重要である。それらに関する教育・研修の広がりをサポートするという意味では、日本臨床倫理学会の役割も重要となる。ワーキンググループによる本ガイドラインの発行を機に、特に非がんの高齢者に対する緩和ケアの普及のための活動が求められている。

▶先行する心不全の緩和ケア

心不全の領域では有志の研究会などの活動を端に、緩和ケアのあり方が議論されてきた。その流れは専門の医学会にも広がり、厚生労働省においてもワーキンググループで非がんの緩和ケアについて検討され診療報酬に反映されるまでになった。

日本心不全学会は2016年に、今後の心不全治療の指針として『高齢心不全患者の治療に関するステートメント』[6]を発表した。高齢心不全患者であっても積極的に治療すべき症例が存在することを再確認する一方で、積極的治療によってQOLが悪化する症例も存在するとしてQOL重視の治療の意義を強調し、さらには終末期を意識した多職種による緩和ケアなどの導入も提言した。緩和ケアについては「高齢心不全患者に対する終末期医療の指針」の中で取り上げ、以下の4項目を提示した。

（1）高齢者心不全の予後は予測しにくい。

（2）アドバンス・ケア・プランニング（ACP）は、本人・家族を含めて終末期を迎える以前の段階から開始することが望ましい。

（3）個人の人生観や希望を取り入れた緩和医療を循環器領域でも推進しなくてはいけない。

（4）終末期の意思決定は医療チームで共有しチームで支えることを原則とする。

4項目の中で注目すべきは、（3）の緩和医療の推進を明記したことだ。ステートメントの背景には「心不全パンデミック」と称される心不全患者の爆発的な急増がある。現在、100万人規模とされるわが国の慢性心不全患者は、団塊の世代が75歳以上に達する2025年には125万人を超えると予測されている。これに、急性増悪による再入院を繰り返すという心不全の宿命が重なるため、医療体制への負荷が一気に増大することが懸念されるのだ。「積極的治療はどこまで続けるべきなのか」「いつになったらQOLを重視した緩和ケアに転換できるのか」という出口の議論が定まらないままに患者が急増すれば、医療現場は大混乱に陥るのは必至とみられていた。

このステートメントを受ける形で、2017年には日本循環器学会の「急性・慢性心不全ガイドライン」が改訂され、心不全の治療目標のなかに緩和ケア・終末期ケアの推奨が盛り込まれた。また、2018年の診療報酬改定では緩和ケアの適応疾患に「末期心不全」も加わり、心不全緩和ケアは大きな一歩を踏み出すことになった。

（三和　護）

【参考文献】

1）https://www.who.int/health-topics/palliative-care（2023年5月21日閲覧）
2）心不全緩和ケアを若手心不全医はこう考える
　https://medical.nikkeibp.co.jp/leaf/mem/pub/series/hfacp/201610/548771.html
3）Kuragaichi T et al.：A nationwide survey of palliative care for patients with heart failure. In Japan. Circulation Journal. doi.org/10. 1253/circj. CJ-17-1305
4）ステージCから始める「基本的」心不全緩和ケア　心不全の基本的緩和ケアのトレーニングを
　https://medical.nikkeibp.co.jp/leaf/mem/pub/series/hfacp/201808/557400.html（2023年5月21日閲覧）
5）地域連携・心臓いきいき推進事業（広島県）
　https://www.hiroshima-u.ac.jp/hosp/sinryoka/chuoshinryo/shinhuzen/tiikirennkei（2023年5月21日閲覧）
6）高齢心不全患者の治療に関するステートメント
　http://www.asas.or.jp/jhfs/pdf/Statement_HeartFailurel.pdf（2023年5月21日閲覧）

● 総論 ●

5 緩和ケアにおける 基本的な倫理的枠組み

要　旨

　緩和ケアとは、WHO の定義「生命を脅かす疾患に伴う問題に直面する患者と家族に対し、疼痛や身体的、心理社会的、スピリチュアルな問題を早期から正確にアセスメントし解決することにより、苦痛の予防と軽減を図り、生活の質 QOL を向上させるためのアプローチである」にあるように、QOL の改善に主眼をおいたものであることは、誰も異論がないところであるし、それに基づいた多くの緩和ケアに関する成書もある。

　ここでは、臨床倫理の視点から、尊厳を守るケア（Dignity Therapy）は、緩和ケアの重要な一つの要素となるべきものであることを述べたいと思う。「尊厳を守るケア」は、疼痛や苦痛を軽減し、QOL を改善・向上することとともに、緩和ケアの重要な目標であり、倫理的視点からは、その中心的枠組みだといって良い。

　日本臨床倫理学会のワーキンググループによる本書は、緩和ケアの本質を「尊厳を守るケア」としてとらえ、その実践における困難な問題を読者とともに考えていくことを試みているものである。

　以下、尊厳にかかわる基本概念【Autonomy】【well-being】【QOL（Quality of Life）】【authenticity】【Dignity】を概観し、尊厳を守るケア【Dignity Therapy】の本質とは何かについて、その輪郭を描き出すことができるよう努めたいと思う。

キーワード

Autonomy、well-being、QOL（Quality of Life）、authenticity、Dignity、Dignity Therapy

1 緩和ケアにおける基本的な倫理的概念

1）Autonomy

　自律は自己決定の尊重を意味し、現在、臨床の現場でしばしば用いられている倫理 4 原則の一つである。倫理原則は、患者の権利侵害事件であるタスキギー事件の反省に立って、研究における被験者保護のための倫理原則とガイドライン（ベルモントレポート、1979 年 4 月）の中に示された。当初は、基本的倫理原則 1; Respect for persons（人格の尊重）として示されたが、その後、Autonomy として知られるようになったものである。

　しかし、臨床現場における患者の自律の権利は、すでに、100 年以上も前のモーア事件（1905 年）をはじめとする多くの判例の積み重ねによって次第に確立されてきた。インフォームドコンセントの法理は、患者の「知る権利」と「選択する権利」からなり、特に、これらの裁判の積み重ねは、「どの情報が患者に開示されなければならないのか」という点において、患者の自律の権利の発展に貢献してきた。

患者の「自律 ジリツ Autonomy」の権利への配慮は、「自立 ジリツ Independence」への配慮と相まって、患者の尊厳への配慮へとつながる。したがって、がんや慢性疾患などの重大疾患によって、身体機能の低下（frail フレイル）だけでなく、意思決定能力が低下（vulnerable）していく人々の尊厳に、どのように配慮すれば倫理的に適切といえるのかについて考えることは、「臨床倫理」の重要な役割である。

　自律の概念の一番目は、①個人は自律的な主体として扱われるべきである。具体的には、本人が熟慮した判断を尊重すること、本人が考えたうえでの判断に基づいた行動の自由を認めること、考えて判断するための情報を提供することである。二番目は、②自律の弱くなっている個人は保護を受けるべきであるということである。これは、周囲の人々の意思決定支援に関するより積極的な責務を意味し、終末期であっても、本人の自律をできるだけ尊重するように配慮がなされるべきである。

　意思決定能力の構成要素（①選択の表明、②情報の理解、③状況の認識、④論理的思考）を満たした人の自律の権利が重視されることはもちろんのこと、実際の臨床現場では、患者の自律の権利の重要性に鑑みて、意思決定能力が十分でない、あるいは境界領域の人々に対しても、できるだけ本人の意向を尊重しようとする shared decision making や supported decision making（支援を受けての意思決定）といった意思決定プロセスの支援が実践されている。

2) well-being

　well-being は、日本語に翻訳することが難しい言葉であるが、その意味することは、身体的・精神的・社会的に良好な状態にあることである。主観的視点に立てば、本人が"しあわせ"を感じる状態である。重大疾患においては、本人の苦痛や苦悩を軽減する治療やアプローチが、QOL を改善することになり、本人の well-being の向上につながる。

　well-being と自律との関係については、自律を尊重することは well-being の向上に寄与することになるということである。終末期において、ある人が、たとえ意思決定能力が低下していたとしても、本人の自律 Autonomy を尊重するために、現時点での「願望・好み・感情」の表出・実現をサポートすることは意義深いことである。個人が「自分の思いで物事を決め（Autonomy）、望む生活につなげること」、これは、まさに本人の well-being の向上に大いに関わることになる。したがって、well-being を最大化するためには、本人の日常の瞬間・瞬間のポジティブな経験（喜び・嬉しさ・満足感・幸せ感）を増やすことが役立つことになる。また、たとえ残された時間が短いエンドオブライフにある人に対してでも、満ち足りたポジティブな経験につながる緩和ケア的アプローチは重要である。

3) QOL（Quality of Life）

　QOL の改善は緩和ケアの主要なゴールであり、日常臨床の場面において、QOL はあまりに頻用されている言葉であるが、① Life という言葉の多義性（生活の質だけでなく、人生あるいは生命の質といった重大な意味を含む場合がある）、②質的評価をするものである（SOL〔生命の神聖性；Sanctity of Life〕が生命に絶対的価値を認めるのに対して、QOL は、高い・低い、あるいは、よい・悪いといったように相対的質的評価をする）、③主観的要素と客観的要素を含む（他人が判断する客観的要素〔外部からの視点、他人による解釈・翻訳というプロセスをたどる〕と、本人が判断する主観的要素〔内的な自己認識・自己の価値観〕の両者を含む）などの特徴があり、その使用にあたっては熟慮が必要である。

総　論

　また、重大な生命に関わる疾患をもつ人の QOL を評価する'ものさし'は、意思決定能力の減退にともなって、本人から、次第に家族や医療ケア専門家をはじめとする周囲の人々の手に移っていかざるを得なくなる。

　また、病状の変化にともなって、客観的 QOL だけでなく、主観的 QOL も変化する。この QOL の変化に応じて、治療目標やケア目標を再考する必要がある。病気の完治のみに焦点を当てていたときには、不安・焦燥しか見出せない場合でも、治療のゴールを'こころ'の平穏・平穏な日々に変更すること（Curing から Healing へ）によって、苦悩から解放され、よりよい QOL を得ることができることもある。

　「生命を脅かす疾患」に直面している患者においては、病状の悪化は避けられないことだが、それにも関わらず、医療ケア担当者が、諦めの空気に流されないで、その本人にとっての、そのときの、QOL の維持や改善は可能であると心に刻んでケアにあたることは大切である。

　患者本人の QOL（Quality of Life）への配慮が中心となることは当然のことであるが、家族等の周囲の人々の QOL（QOLs；Quality of Lives）、さらには医療ケア担当者の QOL（QWL；Quality of Working Life）への配慮も重要な倫理的課題である。

4) authenticity

　欧米でしばしば使われている authenticity という言葉は、どのような日本語に訳したらよいのか迷うことが多い。もしかしたら、このような複雑な概念を直接表す適切な単語が日本語にはないのかもしれない。しかし、西洋では、この authenticity について、ずっと昔から、長い間、問いかけがなされていた。シェイクスピアの戯曲『ハムレット』の中で、ポロニウスは「'To thine（=your）own self be true'あなた自身に嘘偽りのないようにしなさい」と言っている。このハムレットの中での authenticity に関する問いは、今なお、現代の私たちにも問いかけられ続けている。

　辞書を引くと「真正であること」と書いてある。それは、自身の内なる「真正」とつながることなのかもしれない。このように authenticity は、本人の本質に関わり、アイデンティティの継続を意味する場合もあり、たいへん重要な概念のように思われる。

　authenticity とは、最も自分らしい方法で、表現したり、行動することを含んでいる。そういった意味で、自律 Autonomy は、authenticity に基礎を置いている。したがって、ある人の authenticity に配慮することとは、その人の価値観や生き方を尊重すること、すなわち本人の人格を尊重することにほかならないのである。

　もし、他者が、本人に代わって判断・決定をする場合には、本人の authenticity について、十分に理解しておく必要がある。そのためには、まだ本人に意思決定能力があるうちに、本人とよい関係を築きコミュニケーションを尽くすことが重要になってくる。コミュニケーションを尽くして作成された事前指示や ACP は、本人の authenticity を理解することに寄与する。その理解によって、本人は、自己コントロールを放棄しても、自分の最も信頼している人を通じて、自律を実現することができることになるのである。

5) Dignity

　「尊厳」という言葉は、倫理が問題となる場面において、あまりに頻用されている言葉である。しかし、Dignity は曖昧かつ絶対的な概念であるため、複雑な倫理的問いを、あまりに単純化してしま

5　緩和ケアにおける基本的な倫理的枠組み

い、時に Knock down argument になりやすい危険性をはらんでいる。

　尊厳という言葉は、①制限的な意味合い；すなわち「尊厳に反する」と批判し、制限・禁止をする場合、②権利を与える意味合い；「人としての価値を尊重する」という倫理的支持・強調する場合の両者で用いられている。

　「尊厳は、人格に備わる、何物にも優先し、他のもので取って代わることのできない絶対的な価値である」といわれている。それは、臨床現場で、患者を人格 personhood をもった「ひとりの人 person」として尊重することである。そういった意味において、尊厳は、臨床倫理における Guiding Concept、まさに私たちを正しい方向に導いてくれる主要概念なのである。

　以下、【Dignity Therapy】の具体的適用場面を見ることにより、緩和ケアにおける「尊厳」の意味することの概要を浮かび上がらせてみたい。

2　尊厳を守るケア【Dignity Therapy】

　尊厳を守るケア（Dignity Therapy）は、緩和ケアの重要な一つの要素となるべきものである。それは、身体面・心理面・社会面・スピリチュアル面だけでなく、存在面も含めて、その人全体を、敬意を表する対象として肯定的にミル（「見る」「視る」「観る」「診る」「看る」）ことである。すなわち、「患者のために何をするのか」以上に、「患者をどのようにミテいるのか」が重要である。Chochinov HM は、Dignity Therapy において、A（Attitude 姿勢）、B（Behavior 行為）、C（Compassion 共感思いやり）、D（Dialogue 対話）の枠組みを提示している。

　「尊厳を守ること」（Dignity Therapy）は、疼痛や苦痛を軽減し QOL を改善・向上することとともに、緩和ケアの重要な目標であり、倫理的視点からは、その中心的枠組みだといって良い。その目標を達成するために、医療ケアチームは、患者本人の苦悩を理解し、本人の望む QOL（病気・生活・周囲との人間関係などに関する人生の最終段階の「生き方」）を理解し、それに基づいた幅広いケアを提供する必要がある。具体的には、自律を支援すること、自立を支援すること、「その人らしさ identity・Authenticity」を保つこと、「自分には最期まで生きる価値があるのだ」と本人が感じられるケアを目指すことになる。Dignity Therapy は、本人だけでなく、家族や親しい人々、さらには、医療ケア提供者にも、満足感や心の充足をもたらすものである。残された短い時間を生きる患者への Dignity Therapy の実践を通じて、「命の終わりを迎えるとき、何が大切なのか」「病気の末期に人生とどう向き合えばよいのか」を、医療者も学ぶことができる。

　以下、1）疾患に関すること、2）identity アイデンティティに関すること、3）社会的・環境に関する各項目に十分配慮することによって Dignity Therapy（尊厳を守るケア）を実践することになり、それはまさしく倫理的に望ましい緩和ケアにつながるのである。

1）疾患に関すること

（1）身体的・心理的苦痛や苦悩の軽減をはかること ……………………………………………

　不快な症状が適切にコントロールされていなければ、苦痛・苦悩が「その人らしさ」を保つ妨げになる。身体的苦痛の軽減が心の平穏に寄与し、また反対に、心の平穏が身体的苦痛の軽減に役立つ。

（2）疾患に関する医学的情報が十分に知らされていること ………………………………………

　今後の見通し・予後・治療の選択肢などに関する適切な情報提供は、本人の自律に寄与し、尊厳の

29

総論

保持に役立つ。必要以上の不安の軽減にも役立つ。情報は、疾患や予後の不確実性も含めて提供する。

（3） 死の不安への対応

本人の気持ちや不安・苦悩の傾聴と、それらを受容する姿勢をもったコミュニケーションが、死への不安を軽減することに役立つ。

（4） 自立度に合わせた支援

死への経過で、次第にできなくなることが増えるが、できるだけ、患者の自立的機能を支えることは重要である。さらに自立機能が低下した場合には、他人に頼ることも必要であり、それは他者からの善意の表現を受け入れることだと受容できるようにすること。すなわち、自立をともなわない尊厳もありうることを理解し受容してもらうことも大切である。

（5） 快適さを提供するケア

本人ができるだけ快適に感じられるケア（Cure Sometimes, Comfort Always；時に治療、常に快適ケア）は、それがエンドオブライフであっても、常に必要である。

2） identity アイデンティティに関すること

（1） 自己の連続性の保持

病気があっても、そして、それが重大なものであっても、自分の本質（Authenticity）は、以前の自分と変わってしまったわけではないということを、患者自身が自覚できるように、医療ケアチームは支援する必要がある。

（2） 役割の保持

家族・社会や周囲の人間関係において、現在も大切な役割を果たしているのだという感覚を維持できるように支援することが、本人のアイデンティティにとって重要である。

（3） 自尊心の保持

「現在も自分に価値があると感じられる」「自分は尊重されているのだと感じられる」ことは、エンドオブライフの療養中であっても大切である。このようなポジティブな感覚が保持されることによって、「自分が生きていること」「自分が生きてきたこと」「自分が成し遂げたこと」、そして「自分が死ぬであろうこと」にも、その人なりの意義・意味を見出すことができるようになる。

（4） Autonomy（コントロール感）の保持

ACP アドバンスケアプランニングの話し合いに際して、自己の願望や価値観が尊重されていると感じられることは重要である。今後の自分の方針について、自分がコントロールしているという感覚や、自分の願望や価値観が尊重されたと自覚することは、本人の well-being の向上に寄与し、結果として、それは療養生活やエンドオブライフにおける QOL の改善につながる。

また、倫理原則においても自律 Autonomy のもともとの意味は、人格の尊重（Respect for persons）であり、自律を尊重することは、まさに人格を尊重することにつながるのである。

（5） 自分の身に起きていることを平静に受容する

自分の病状や、自分に残されている時間の長さについて冷静に受容することによって、平穏な気持ちでエンドオブライフを過ごすことができる。本来の自分に戻って平穏な気持ちで、残される人々の悲しみや苦悩に思いをはせることに、医療ケアスタッフが共感の姿勢で寄り添うことは大切な緩和ケア的支援である。

(6) 希望をもつこと

それがどのようなものであっても、何らかの希望をもつことによって、たとえ、残された時間が短くても、人生を意味のあるものとして考えることができる可能性がある。例えば、「死に際して自身が穏やかでいること」、あるいは「周囲の人々が平穏な気持ちでいられること」「これまでわだかまりがあった周囲の人々との和解ができること」「感謝の気持ちを表すこと」「自分の存在が、死という事象それ自体を超越して存続し、死後も、大切な人々の心の中に生き続けることができること」などに希望を見出すことができる。

(7) 立ち直る力

どのような逆境においても、立ち直る力（レジリエンス resilience）が湧き出てくるように支援することは意義深い。エンドオブライフは、どのような人にとっても、初めて経験する、そして最も困難な逆境である。しかし、小さな希望はレジリエンスの源である。その小さな希望を実現させてあげることも、医療ケアチームにとってとても大切な役割である。また、コミュニケーションを深めながら、本人の心の奥底の気持ちを表出する支援をすることによって、気持ちの安定が得られ、使用する麻薬の量も少量で済み、意識の清明な期間を長く保つことができる可能性がある。

(8) 普段どおり過ごすこと

できることは自分でやったり、普段どおり過ごすことも大切である。自分のできる範囲の仕事や家事、趣味、交友関係を今までどおりして過ごすことは心の平穏・安定に役立つ。そういった意味で、在宅療養は、慣れ親しんだ環境であり、心の安定に寄与する。

3）社会的・環境に関すること

(1) 自立機能を保てる生活環境の整備やリハビリテーション

できるだけ自立機能を保つことは、個人の尊厳保持のために重要である。特に、最期まで、できるだけ自分で排泄することができるように支援することは重要である。また、手助けが必要な場合にも、本人の羞恥心に配慮する必要がある。

具体的には、機能付きベッド、室内便器、歩行器、補助装具、介護用品などについて工夫をする。また、いくら人生の最終段階であっても、機能を維持・改善できる余地があれば、終末期リハビリテーションも重要である。

(2) プライバシーが保たれること

プライバシーが守られるように環境に配慮する必要がある。入院と異なり、私的空間の確保ができることは、在宅療養の大きなメリットである。

(3) 社会的サポート

本人のニーズと体調に応じた社会的支援が必要である。また、ケア提供者の気遣い・思いやり（徳の倫理 virtue ethics・気遣いの倫理 care ethics）が重要であり、「本人を尊重しているか？」「敬意が払われているか？」「共感はあるか？」といった態度が問われることになる。このように、サポートの善し悪しは、患者本人の苦悩、また反対に満足感などの心理状態に大きな影響を与える。すなわち、患者の心理状態の善し悪しは、サポートの善し悪しを映し出す鏡でもある。

(4) 孤独感の軽減

医療ケアチームは、患者の死のプロセスの孤独感を軽減するような言動や療養環境の整備に努める必要がある。

（5）他者への負担

　患者は、家族や医療ケアチームを含んだ他者へ負担をかけることにより生じる苦悩を抱えていることが多い。このような苦悩に対して、医療ケア提供者は「決して負担とは思っていないこと」を伝え、できるだけ負担の気持ちを軽減できるような会話・対応をする。

（6）死後の懸念

　自身の亡き後、家族の生活・経済面・喪失感などに対して、どのような心配事をもっているのか、どのような結果を望んでいるのかについて、十分に話を聞き、可能な解決策を話し合うことは、心の安定につながる。

（箕岡　真子）

【参考文献】

・箕岡真子：エンドオブライフケアの臨床倫理．日総研出版．2020．
・箕岡真子：抜け殻仮説への挑戦―認知症の人の「自律」の概念を考える―．三省堂書店．2022．
・箕岡真子：認知症ケアの倫理．ワールドプランニング．2010．
・Chochinov HM：Dignity and the essence of medicine：the A, B, C, and D of dignity conserving care. BMJ. 2007；335（7612）：184-187.

●──総　論──●

6 患者の意向の尊重と家族等の役割

要　旨

　医療・ケアの方針決定では患者の意向を尊重することが大切であり（自律尊重原則）、共同意思決定（SDM）が推奨されている。患者の意思決定能力が十分にない場合においても、可能な限りエンパワメントを行い、本人の意向や選好を探索する。過去に適切にアドバンス・ケア・プランニング（ACP）が行われていれば、現在の SDM の役に立つ可能性がある。家族等は患者本人の意思や最善の利益を探索するときに重要な役割を果たしうるが、家族等の意向や都合によって患者の自己決定が制限される場合もあることに注意する必要がある。

キーワード

自律尊重原則、共同意思決定（SDM）、アドバンス・ケア・プランニング（ACP）、家族等

1 患者の意向と自己決定

1）基本原則としての患者の意向と自己決定の尊重

　倫理における「原則」とは、「他の多くの道徳的基準および判断の基礎となる根本的な行動規範」である[1]。日本の医療現場では、Beauchamp と Childress が "Principles of Biomedical Ethics"[2] において提示した生命・医療倫理の 4 原則（Respect for Autonomy、Nonmaleficence、Beneficence、Justice）が広く受け入れられている。生命・医療倫理の 4 原則はさまざまに邦訳されているが、ここでは赤林らの教科書[1] にならい、自律尊重原則、無危害原則、善行原則、正義原則と称する。

　医療・ケアの方針決定のあり方として、厚生労働省「人生の最終段階における医療・ケアの決定プロセスに関するガイドライン」（以下、プロセスガイドライン）[3] がしばしば参照されている。プロセスガイドラインには、「医師等の医療従事者から適切な情報の提供と説明がなされ、それに基づいて医療・ケアを受ける本人が多専門職種の医療・介護従事者から構成される医療・ケアチームと十分な話し合いを行い、本人による意思決定を基本としたうえで、人生の最終段階における医療・ケアを進めることが最も重要な原則である」と述べられている。これは、生命・医療倫理の 4 原則のうち自律尊重原則に焦点を当てたものである。患者の意向や自己決定を尊重するべきことは、人生の最終段階に限定されない、普遍的な考え方である。

2）意思決定能力の評価

　プロセスガイドラインは、人生の最終段階における医療・ケアの方針の決定手続きを、①本人の意思が確認できる場合と、②本人の意思が確認できない場合に分類して記述している。日常臨床で、「本人の意思が確認できる」とは、アッペルバウムらの「4 つの能力モデル」にてらして意思決定能

33

力があると考えられる場合に相当する[4]。4つの能力とは、選択の表明、理解、認識、論理的思考である。選択の表明は、選択を行い、それを表明する能力である。理解とは、意思決定するために必要な情報を理解できる能力である。認識とは、理解したことを自分との関わりでとらえる能力である。論理的思考とは、理解し、認識した情報を、筋の通った形で扱う能力である。

意思決定能力の評価をする際には、年齢、病名、外見、言動、社会背景だけから、「意思決定能力はない」と結論づけることがないようにすること（偏見の排除）、意思決定能力の評価は、想定されている医療・ケアの内容に応じて変化すること（相応性）、意思決定能力を評価する際には本人のもつ能力を最大限発揮できるように支援すること（エンパワメント）、意思決定能力を固定的に考えず、機会のあるごとに評価を実施すること（変化受容）が大切である[5]。

3）患者の意思を確認できる場合の医療・ケアの方針決定手続き

医療・ケアの方針を決定しようとするとき、患者本人の意思決定能力が十分にあるのであれば、医師が患者に選択肢とその科学的エビデンスを伝え、患者が医師に自分の選好や希望を伝える。そして、エビデンスと価値観を共有したうえで、熟議を行い相互に合意された方針に到達することを目指すプロセスは、共同意思決定（SDM：Shared Decision Making）といわれており、自律尊重原則と無危害原則・善行原則・正義原則のバランスを考えた「もっとも悪くない（"least bad"）」医師—患者関係であると評される[6]。

もし過去にアドバンス・ケア・プランニング（ACP）のプロセスが存在していたり、SDMを繰り返したりして、患者の価値観が医療・ケアチームとすでに共有され、話し合いの対象となる医療・ケアについて患者が十分な知識を得ていれば、現在のSDMやそれを通じたインフォームドコンセントのプロセスに大いに役立つ可能性がある。また、現在は患者の意思決定能力が失われているとしても、医療・ケアチームと患者がそれまでに十分な話し合いのプロセスをたどってきたのであれば、文書化されたACPの存在をもって、「本人の意思の確認ができる」と判断できることもあるかもしれない。

4）患者の意思を十分に確認できない場合の医療・ケアの方針決定手続き

ある医療・ケアの実施を判断するための意思決定能力が十分にないと判断される場合であっても、なるべく平易に説明を行って本人の意向や気持ちを確認し、アセント（賛意）を得るように努めることは重要である。「4つの能力モデル」で十分な意思決定能力がないと評価されたとしても、本人の意向や選好を探索する必要がある。小児科診療の場合は、アセントの取得やプレパレーションの実施などが広く行われているが、意思決定能力が十分ではない成人に対するアセントの取得のあり方は、今後の検討課題である。

医療・ケアの現場では、行おうとしている、あるいは、行っている医療・ケアについて、意思決定能力が十分にないと考えられる人から、ディセント（反対）や拒絶的な感情・反応を受けることがある。このような状況では、次項で述べる家族等による推定意思や最善の利益を検討することとなるが、本人の拒絶的な言動に反して医療・ケアを実施しようとする場合や、本人の拒絶的な言動を重視して医学的に必要な医療・ケアを中止する場合には、臨床倫理コンサルテーションを依頼するなど、方針決定のプロセスを慎重に進める必要がある。

5）自己決定の限界

　医療・ケア提供者がどれだけ丁寧に患者に対して説明をつくしたとしても、また、患者がどれだけ深くその説明を理解したとしても、医療・ケア提供者が考える最善の方針に患者が同意を与えないことや、時には不合理とも思えるような判断を示すこともある。厚生労働省「認知症の人の日常生活・社会生活における意思決定支援ガイドライン」は、本人の意思の「実現を支援するにあたっては、他者を害する場合や本人にとって見過ごすことのできない重大な影響が生ずる場合でない限り、形成・表明された意思が、他から見て合理的かどうかを問うものではない」としている[7]。これは医療・ケアにおいても共有されるべき理念であるが、特に医療上の「重大な影響」の判断にあたっては、医学的に適切な知識に基づき、多職種で判断することが大切である。

　ある人が自己決定できるとしても、それが本当に自律的な決定であるのかの判断は困難である。社会的な文脈、さらには、家族や医療・ケア提供者との人間関係から、自己決定は完全に自由ではありえない。また、独立した自己による決定よりも、家族等や医療・ケアチームとの信頼や相互依存、あるいは、和を重視することにも価値があるという考え方もある。私たちは、患者本人の自己決定を大切にしながらも、そのような周囲の状況との関係性を念頭に置く必要がある。なお、"relational autonomy"の概念については、森田らの解説を参考にされたい[8]。

2 ┃ 患者の意向と家族等

1）家族等とは

　家族の定義には大きく2つの考え方があると思われる。一つは、家族を血縁と婚姻の組み合わせでとらえ、生活の基盤という機能に注目して、「夫婦とその血縁関係者を中心に構成され、共同生活の単位となる集団」[9]とする考え方である。もう一つは、「絆を共有し、情緒的な親密さによって互いに結びついた、しかも、家族であると自覚している、2人以上の成員である」というFriedmanの定義[10]に代表される、情緒的な結びつきを重視する考え方で、これは家族看護の分野で広く受け入れられている。

　現行の民法では、親族の範囲を配偶者、6親等以内の血族、3親等以内の姻族と定めているが、家族についての規定はない。2007年に公表された厚生労働省「終末期医療の決定プロセスに関するガイドライン」の解説編には、「家族とは、患者が信頼を寄せ、終末期の患者を支える存在であるという趣旨ですから、法的な意味での親族関係のみを意味せず、より広い範囲の人を含みます」と記載されており、患者本人の信頼と患者を支える機能を担う存在が家族であることがわかる。このガイドラインは、2015年に「人生の最終段階における医療・ケアの決定プロセスに関するガイドライン」に名称が変更され、2018年に改訂を受け、「家族」から「家族等」という言葉が用いられるようになった。その解説編では、「家族等とは、今後、単身世帯が増えることも想定し、本人が信頼を寄せ、人生の最終段階の本人を支える存在であるという趣旨ですから、法的な意味での親族関係のみを意味せず、より広い範囲の人（親しい友人等）を含みますし、複数人存在することも考えられます」となり、患者本人の信頼と患者を支える機能の重要性が明確化されている。

総　論

2）患者の自己決定における家族等の役割

　高齢者の緩和ケアが必要となるような状況においては、本人に意思決定能力があったとしても、家族等とともに SDM を行うことが多いと思われる。意思決定能力がある患者との SDM に家族等が参加しても、本人がひとりで意思決定を行い、家族等はそれを共有するだけの場合がある。他方、家族等と話し合うなかで本人の意思が形成されていく場合、家族等との話し合いのなかで意思が変わる場合、本意は隠して表面的に家族等に同調する場合もある。特に、意思形成というよりも方針決定をするという現実的な話になれば、その方針を実行することによって物理的、経済的、精神的に影響を受ける家族等との合意形成を図る必要が生じるため、家族等と合意形成することが困難であることを察して、最初から家族等の意向に沿った「意思」を表明することがあろうことは想像に難くない。家族等も、話し合いのプロセスで考えが変化することもあるだろうし、あるいは、家族等が患者本人に対して受け入れ可能な選択肢を迫ることもあるだろう。

　患者と家族の意向が一致しない場合もある。在宅医療・ケアに携わる医師と看護師を対象とした質問紙調査では、90％近くの回答者が「患者の意向と家族の意向が一致しない」という倫理的問題を経験している[11]。私たちが患者本人の意思と利益を最優先に考えるのは当然である。しかし、そのために、患者の家族等も一人ひとりの人間で、それぞれの幸福を追求する権利があるのに、患者本人に対する医療・ケアの方針によって家族等が大きな影響を受ける場合があることは、時に見過ごされてしまう。実際の医療・ケアでは、患者本人の意思と利益にかなった方針が家族等に歓迎されることもあれば、家族等の意向や都合に反することもある。医療・ケアチームが患者の意向と自己決定を支えるには、そのような家族等の事情にも配慮することを忘れてはならない。

3）家族等による代理判断・代諾

　本人に意思決定能力がない場合や、本人の依頼に応じて家族等が本人の意思や利益を代弁する立場で医療・ケア従事者と話し合い、医療・ケアの方針を決定することがある。医療・ケアの現場では、代理判断、代諾、あるいは、代弁などとよばれている。

　研究分野のガイドラインであるが「人を対象とする生命科学・医学系研究に関する倫理指針」では、「代諾者」について「生存する研究対象者の意思及び利益を代弁できると考えられる者であって、当該研究対象者がインフォームド・コンセント又は適切な同意を与えることができる能力を欠くと客観的に判断される場合に、当該研究対象者の代わりに、研究者等又は既存試料・情報の提供のみを行う者に対してインフォームド・コンセント又は適切な同意を与えることができる者をいう」[12]と定義したうえで、「個々の研究対象者における状況、例えば、研究対象者とのパートナー関係や信頼関係等の精神的な共同関係のほか、場合によっては研究対象者に対する虐待の可能性等も考慮した上で、研究対象者の意思及び利益を代弁できると考えられる者が選定されることが望ましい」としており[13]、本人の意思と利益を代弁できることが代諾者の要件として重要視されていることがわかる。

　「人生の最終段階における医療・ケアの決定プロセスに関するガイドライン」では、本人の意思の確認ができない場合において、家族等に 2 つの機能が期待されている。一つは、本人の意思を推定することで、「家族等が本人の意思を推定できる場合には、その推定意思を尊重し、本人にとっての最善の方針をとることを基本とする」と記載されている。もう一つは、家族等が本人の意思を推定できない場合において、「本人にとって何が最善であるかについて、本人に代わる者として家族等と十

分に話し合い、本人にとっての最善の方針をとることを基本とする」と記載されているとおり、本人にとって何が最善であるのか医療・ケアチームと話し合うことである。実際には、何が本人にとって最善であるのかは、本人の価値観や選好と不可分であり、本人の意思と何が本人にとって最善であるのかの両者を同時に探索することとなる。

4）代理判断・代諾がなぜ尊重されるのか

医療・ケアの現場では、未成年者の親権者のように法的に認められている代諾権者に加え、意思決定能力が十分ではない成年者の家族等が、代理判断者や代諾者として医療・ケアの方針決定に関わっている。代諾権者ではない家族等に代諾者としての役割が求められてきたのは、家族等であれば患者本人が当該状況で有すると思われる意思を推定し、その推定意思に合致するかどうかを基準（代行判断基準）として、医療・ケアチームと話し合いを行うことができる可能性が高いと考えられるからである。家族等による推定意思によって得られた同意は、「推定的承諾」として法的な効力をもつと考えられている[14]。血縁や婚姻関係、あるいは、生活基盤を共有することではなく、本人の意思を推定できることが、代諾者としての家族等の選定においては重要である。

小児患者の場合、親権者であっても患者本人に対して害を与える判断は受け入れられないし、児の最善の利益にかなわない意向は尊重されない場合もありうる。例えば、厚生労働省は 2023 年 3 月に通知を発出し、親権者が宗教的理由等により必要な輸血を拒否した場合には、医療ネグレクトとして生命・身体の安全確保を最優先するようあらためて注意を喚起している[15]。意思決定能力の十分でない成人の場合においても、家族等による「推定意思」が患者本人の最善にかなうのか疑問があれば、多職種カンファレンスを行ったり、倫理コンサルテーションを依頼するなどして、適切に判断をする必要がある。

5）いわゆる「キーパーソン」

日本の医療・ケアの現場では、「キーパーソン」という言葉がしばしば用いられている。キーパーソンは和製英語で、筆者が検索し得た範囲では確立された定義はない。最近は、「キーパーソン」を「患者側責任者」として患者や家族等に指名を求める病院があり、それらの病院がウェブ上で公開している「キーパーソン」の要件を整理すると、①患者本人とともに説明を聞くこと、②病院からの連絡窓口となること、③病院から受けた説明を他の家族に連絡を伝え、家族の意見を取りまとめて病院に伝えること、④本人が意思表示できない場合に、本人に代わって意見を述べること、⑤入退院や医療費について対応すること、などが求められている。こうした「キーパーソン」の役割のすべてを同じ人が担えれば良いかもしれないが、病院との連絡窓口となっていて医療費の支払いをしている親族が、本人の意思と利益を代弁できる人とは別である場合も考えられる。「キーパーソン」の都合が過度に重視され、患者本人の意思と利益が損なわれることは避ける必要がある。

6）ケアを必要とする人としての家族等

代理意思決定者や代諾者、「キーパーソン」、あるいは介護担当者としての家族等の役割は、いわば患者本人や医療・ケア従事者のニーズに応えることである。一方で、いのちを脅かされる疾患に患者が罹患することによって、家族等も身体的、精神的、あるいは経済的に負担を受けたり、生活環境の変化に直面しているかもしれないことは忘れられがちである。「家族は第 2 の患者である」といわれ

総　論

るように、家族等もケアを必要としている場合がある。家族等に対しても必要な緩和ケアを提供することによって、家族等による意思の推定を含む患者の支援が促進されることも期待できるかもしれない。

（竹下　　啓）

【参考文献】

1) 水野俊誠　医療倫理の四原則　赤林朗 [編] 改訂版　入門・医療倫理、pp57-72、勁草書房、2017 年
2) Beauchamp TL, Childress JF. Principles of Biomedical Ethics. 8 th edition. Oxford University Press. 2019.
3) 厚生労働省「人生の最終段階における医療・ケアの決定プロセスに関するガイドライン」（改訂　平成 30 年 3 月）
4) Appelbaum PS. Clinical practice. Assessment of patients' competence to consent to treatment. N Engl J Med. 2007; 357(18): 1834-40.
5) 堂囿俊彦、竹下啓 [編著]「倫理コンサルテーションケースブック」医歯薬出版、2020 年
6) Tilburt, Jon C. "Shared Decision Making." Bioethics, edited by Bruce Jennings, 4 th ed., vol. 6, Macmillan Reference USA, 2014, pp. 2946-2953. Gale eBooks.
7) 厚生労働省「認知症の人の日常生活・社会生活における意思決定支援ガイドライン」（平成 30 年 6 月）
8) 森田達也、圓増文、森雅紀、田代志門　アドバンスケア・プランニングにおける relational autonomy −家族大事だよね〜ではない　緩和ケア　2020；30(5)：399-402.
9) デジタル大辞泉　小学館
10) Friedman, M. M., 野嶋佐由美監訳(1993). 家族看護学. へるす出版 .
11) Takeshita K, Nagao N, Dohzono T, Kamiya K, Miura Y. Ethical Issues faced by Home Care Physicians and Nurses in Japan and their Ethics Support Needs: a Nationwide Survey. Asian Bioeth Rev. 2023; 15(4): 457-477.
12) 文部科学省、厚生労働省、経済産業省「人を対象とする生命科学・医学系研究に関する倫理指針」（令和 5 年 3 月 27 日一部改正）
13) 文部科学省、厚生労働省、経済産業省「人を対象とする生命科学・医学系研究に関する倫理指針　ガイダンス」（令和 6 年 4 月 1 日一部改訂）
14) 堂囿俊彦、竹下啓 [編著]「倫理コンサルテーションケースブック」医歯薬出版、2020 年
15) 厚生労働省子ども家庭局長「宗教の信仰等を背景とする医療ネグレクトが疑われる事案への対応について」（子発 0331 第 10 号・令和 5 年 3 月 31 日）

● 総 論 ●

7 意思決定支援の法的側面
──ガイドラインの比較を踏まえて

要 旨

意思決定支援の法的な基礎付けを検討した。

そのうえで、次の 2 つの代表的な意思決定支援ガイドラインの特徴を示した。

1) 人生の最終段階の医療ケアの決定のプロセスに関するガイドライン（厚生労働省　最終改訂 2018 年 3 月）

2) 認知症の人の日常生活・社会生活における意思決定支援のガイドライン（厚生労働省　2018 年 6 月）

前者は、法的な側面が強く反映されたガイドラインであり、後者は倫理的な配慮に特化したガイドラインであることがわかる。その間の違いについて、今後検討の余地がある同時に、複数のガイドラインをどのように使うかについて検討が必要であり、本稿では一つの考えを示した。

なお、認知症基本法 3 条の示した倫理的ルールについては、留意が必要である。

キーワード

ガイドラインと法、意思決定支援、自己決定権、代理代行

1 意思決定支援の法的基礎

法的な基盤は、それを守らなければ法的な不利益（刑罰や損害賠償等）が課されることから、インフォームドコンセントは、法廷で「法の問題」（説明義務違反等）として問われた。それは、後に詳説するように、患者の自己決定権という法的基盤と直結する。つまり、患者の自己決定権→インフォームドコンセント＝意思決定支援という図式である。

例えば、米国では、**1905 年のモーア事件**では、右耳の手術の同意は受けていたが、左耳の同意は受けていなかったなかで手術をしたというもので、同意の範囲で手術をする権限を医師に認めるとした。**1914 年のシュレンドルフ事件**では、検査のための麻酔について同意していたが、医師は胃の腫瘍を摘出したというもので、患者の同意なしで手術した医師は暴行（assault）に該当するとした。**1960 年のネルタイソン事件**では、どの範囲の情報を提供すべきかについて、一般的な理性的な患者であれば説明を望む情報を患者に提供すべきとした。**1972 年のカンタベリー事件**は、腰椎の切除術に際して、約 1 パーセントの麻酔のリスクあることもその患者が望むと考えられるならば開示が必要だとした。

わが国では、比較的法廷に事例が持ち込まれることは少ないなかで、自己決定権と説明義務との関係を判断したエホバの証人への説明義務事件が参考となる。

まず、自己決定権は、通常憲法上の権利として考えられ、その根拠としては憲法 13 条が引用される。

総論

憲法 13 条　すべて国民は個人として尊重される。生命、自由及び幸福追求に対する国民の権利については、公共の福祉に反しない限り、立法その他の国政の上で、最大の尊重を必要とする

　このなかには、明確には自己決定権とは示されていないが、幸福追求の権利の一つとして憲法上、患者には自己の医療を決定する権利（医療における自己決定権）がある、ということは、医療者は、患者の意思決定、つまり、患者がどのような医療を望むのかを最大限探り、最後に決するのは患者であるとして患者を遇する必要があるということである。

　「エホバの証人に対する説明義務」に関する最高裁判所平成 12 年 2 月 29 日判決の事案は、「患者（68 歳・女性）はエホバの証人の信者として、宗教上の信念から、いかなる場合にも輸血を受けることを拒否するという固い意思を有し、東京大学医科学研究所付属病院が、外科手術を受ける患者がエホバの信者である場合、信者が輸血を受けるのを拒否することを尊重し、できる限り輸血をしないことにすることから、同病院に転院してきた。しかし、病院は、輸血以外には救命手段がない事態に至ったときは、患者らの諾否に関わらず輸血するという方針を採用していたが、医師らは患者にこのことを伝えないまま肝臓の腫瘍を摘出する手術をしたが、途中出血量が 2000 mL を超える状態となったので、輸血をしないと患者を救うことはできないとして、あらかじめ用意してあった輸血を行ったが、その際、患者や家族に説明をしなかった（後に内部告発をきっかけに知ることとなる）」というものであり、患者（後に遺族）が病院相手に民事損害賠償訴訟を提起したところ、判決は、「1　患者が、輸血を受けることは自己の宗教上の信念に反するとして、輸血を伴う医療行為を拒否するとの明確な意思を有している場合、このような意思決定をする権利は、人格権の一内容として尊重されなければならない。2　医師らとしては、手術の際に輸血以外には救命手段がない事態に生ずる可能性を否定し難いと判断した場合には、患者に対して、医科研としてはそのような事態に至ったときには輸血するとの方針を採っていることを説明して、医科研への入院を継続した上、医師らの下で手術を受けるか否かを患者本人自身の意思決定にゆだねるべきであったと解するのが相当である。3　本件では、この説明を怠ったことにより、患者が輸血を伴う可能性のあった手術を受けるか否かについて意思決定をする権利を奪ったものといわざるを得ず、この点において、同人がこれによって被った精神的苦痛を慰謝すべき責任を負う。」とした。

　この判決は、インフォームドコンセントの基盤には自己決定権があること、自己決定権を尊重することは、医療者が、患者が自己決定するに必要な情報を提供すること（インフォームドコンセントをすること）にあることを示している（後述の輸血拒否の問題でさらに説明する）。

　次に、侵襲行為の違法性阻却事由の要件としての説明と同意の問題である。医療行為は通常身体に対する侵襲（傷害）をともなう以上、医療者の侵襲行為は故意の犯罪要件である「傷害罪」（刑法 204 条）に該当する違法（社会的に許されないと評価されること）となるので、このままだと刑事責任が発生するが、医療者には「正当な業務」の要件が満たされる限り、違法性が阻却される（刑法 35 条）こととなる。違法性阻却の要件は、①治療を目的とすること、②医学上一般に承認された手段方法をもってなされたこと（医学的適応性：その処置がその疾患の適切な治療手段であることが、医学界で一般に承認されていること医学的正当性があること）、③患者の承諾・同意があること（承諾の前提としての説明）が必要とされる。つまり、侵襲をともなう処置（手術が典型）の場合は、この要件を充足しないと、傷害罪となるのである（ただし、この要件をあまり強調しすぎると、先の

7 意思決定支援の法的側面 —ガイドラインの比較を踏まえて

「説明同意文書を読み、署名」をもらうという形だけのインフォームドコンセントとなる）。

次は、**民法上の委任契約の受託者としての説明義務**である。医療者と患者との間は、応召義務を介して、診療契約（準委任契約）が結ばれ、両契約者はお互い権利と義務を有することとなるが、医療者の義務としては、報告（説明）義務を患者に対して負担する。

> 民法 645 条　受任者は、委任者の請求があるときは、いつでも委任事務の処理の状況を報告し、委任が終了した後は、遅滞なくその経過及び結果を報告しなければならない

ここでは、受任者が医療側であり、委任者が患者側となり、一般的に説明を負担する関係が規定されている。したがって、法的な関係では、医療者は契約上説明義務を負担し、説明が怠られると損害賠償義務を負担することになる。

さらに検討すべきは、**公法上の説明に関連する法的規定**である。

公法の典型である医療法には、次のような規定がある。

> 医療法 1 条の 4 第 2 項　医師、歯科医師、薬剤師、看護師その他の医療の担い手は、医療を提供するに当たり、適切な説明を行い、医療を受ける者の理解を得るよう努めなければならない。
> 医師法 23 条　医師は、診療をしたときは、本人又はその保護者に対し、療養の方法その他保健の向上に必要な事項の指導をしなければならない。

これらの法的な規定から、侵襲行為に際しインフォームドコンセントがないと違法となるので、病院では最低限説明して同意文書をとることが求められ、これが「説明と同意」である。しかし、一般には、「法は倫理の最低限」であるので、インフォームドコンセントの倫理的基盤である、自律に配慮したものとならなかった。

2 各種ガイドラインに表れた意思決定支援の特徴

現在、意思決定支援の公的なガイドラインとしては、

> 1）障害福祉サービスの利用等にあたっての意思決定支援ガイドライン（厚生労働省社会・援護局　2017 年 3 月）
> 2）人生の最終段階の医療ケアの決定のプロセスに関するガイドライン（厚生労働省　最終改訂 2018 年 3 月）
> 3）認知症の人の日常生活・社会生活における意思決定支援のガイドライン（厚生労働省 2018 年 6 月）
> 厚生労働省以外では、
> 4）意思決定支援を踏まえた後見事務のガイドライン（2020 年 10 月 30 日　最高裁判所・意思決定支援ワーキング・グループ）

があるが、ここでは、「人生の最終段階の医療ケアの決定のプロセスに関するガイドライン」（厚生労

41

総　論

働省　最終改訂 2018 年 3 月）と、「認知症の人の日常生活・社会生活における意思決定支援のガイドライン」（厚生労働省　2018 年 6 月）とを比較する。

1）人生の最終段階の医療ケアの決定のプロセスに関するガイドライン（厚生労働省　最終改訂 2018 年 3 月）

本ガイドラインは本文が短いので、全文を引用する（解説編は除く）

1　人生の最終段階における医療・ケアの在り方

① 医師等の医療従事者から適切な情報の提供と説明がなされ、それに基づいて医療・ケアを受ける本人が多専門職種の医療・介護従事者から構成される医療・ケアチームと十分な話し合いを行い、本人による意思決定を基本としたうえで、人生の最終段階における医療・ケアを進めることが最も重要な原則である。また、本人の意思は変化しうるものであることを踏まえ、**本人が自らの意思をその都度示し、伝えられるような支援が医療・ケアチームにより行われ**、本人との話し合いが繰り返し行われることが重要である。さらに、本人が自らの意思を伝えられない状態になる可能性があることから、家族等の信頼できる者も含めて、本人との話し合いが繰り返し行われることが重要である。この話し合いに先立ち、**本人は特定の家族等を自らの意思を推定する者として前もって定めておくことも重要である。**

② 人生の最終段階における医療・ケアについて、医療・ケア行為の開始・不開始、医療・ケア内容の変更、医療・ケア行為の中止等は、医療・ケアチームによって、医学的妥当性と適切性を基に慎重に判断すべきである。

③ 医療・ケアチームにより、可能な限り疼痛やその他の不快な症状を十分に緩和し、本人・家族等の精神的・社会的な援助も含めた総合的な医療・ケアを行うことが必要である。

④ 生命を短縮させる意図をもつ積極的安楽死は、本ガイドラインでは対象としない。

2　人生の最終段階における医療・ケアの方針の決定手続

人生の最終段階における医療・ケアの方針決定は次によるものとする。

（1）**本人の意思の確認ができる場合**

① **方針の決定は、本人の状態に応じた専門的な医学的検討を経て、医師等の医療従事者から適切な情報の提供と説明がなされる**ことが必要である。そのうえで、本人と医療・ケアチームとの合意形成に向けた十分な話し合いを踏まえた本人による意思決定を基本とし、**多専門職種から構成される医療・ケアチームとして方針の決定**を行う。

② 時間の経過、心身の状態の変化、医学的評価の変更等に応じて本人の意思が変化しうるものであることから、医療・ケアチームにより、適切な情報の提供と説明がなされ、本人が自らの意思をその都度示し、伝えることができるような支援が行われることが必要である。この際、本人が自らの意思を伝えられない状態になる可能性があることから、家族等も含めて話し合いが繰り返し行われることも必要である。

③ このプロセスにおいて話し合った内容は、**その都度、文書にまとめておく**ものとする。

（2）**本人の意思の確認ができない場合**

本人の意思確認ができない場合には、次のような手順により、医療・ケアチームの中で慎重な

判断を行う必要がある。

① **家族等が本人の意思を推定できる場合**には、その推定意思を尊重し、本人にとっての最善の方針をとることを基本とする。

② **家族等が本人の意思を推定できない場合**には、本人にとって何が最善であるかについて、本人に代わる者として家族等と十分に話し合い、本人にとっての最善の方針をとることを基本とする。時間の経過、心身の状態の変化、医学的評価の変更等に応じて、このプロセスを繰り返し行う。

③ **家族等がいない場合及び家族等が判断を医療・ケアチームに委ねる場合**には、本人にとっての最善の方針をとることを基本とする。

④ このプロセスにおいて話し合った内容は、その都度、文書にまとめておくものとする。

（3）複数の専門家からなる話し合いの場の設置

上記（1）及び（2）の場合において、方針の決定に際し、

・医療・ケアチームの中で心身の状態等により医療・ケアの内容の決定が困難な場合

・本人と医療・ケアチームとの話し合いの中で、妥当で適切な医療・ケアの内容についての合意が得られない場合

・家族等の中で意見がまとまらない場合や、医療・ケアチームとの話し合いの中で、妥当で適切な医療・ケアの内容についての合意が得られない場合

等については、**複数の専門家からなる話し合いの場を別途設置し、医療・ケアチーム以外の者を加えて、方針等についての検討及び助言を行う**ことが必要である。

　本ガイドラインは、エホバの患者への説明義務を認めた最高裁判決も踏まえ、患者の自己決定を尊重し、インフォームドコンセントに手厚い配慮がされているガイドラインである。また、多くの厚生労働省（医政局）政策の基本となり、「人生の最終段階」という、「終末期」という言葉を使わない、幅広い状態を対象にするガイドラインとして、「人生会議」「ACP」、2025年度診療報酬等でも引用される代表的なガイドラインである。

　このガイドラインは、詳細に検討すると、次のような特徴をもっている。

①終末期の医学的対応が中心となる

　このガイドラインは、人生の最終段階というフェーズでの利用を示唆するが、「人生の最終段階」の定義は示されていない。そのために、臨床では、これまでどおりどうしても終末期の呼吸器管理や透析等の「医療に関わる」「生命維持」に関する医学的対応が中心として論じられてきたきらいがある。そのために、これに即してACPを考えると、終末期の医療中心の決定に偏ってしまっていた。

②医療側の医療ケア決定のためのガイドラインになりがち

　本人の意思決定と医療・ケアチームの方針決定とを別にしており、本ガイドラインが厳密には、患者の「意思決定」支援のガイドラインではなく、医療者の「医療ケア決定」のガイドラインであることがわかる。そのために、現場からすると、臨死状態での混乱を避けたいという医療側のニーズが反映され、患者の「生活上」のニーズや選好、価値観などへの配慮が落ちこぼれがちである。

③患者の意思の確認の前提としての意思決定支援が欠けている

　本ガイドラインは、患者の意思が確認できるかできないかという分岐を起点として、大きく対応が異なる構成となっているが、この分岐点で、できる限りの意思決定支援が行われることが示されてい

ないため、単に患者に情報が伝達され、（多くの患者は意思決定能力が損なわれている）、（筆者から
いえば）安易に「意思が確認できない」に分類されてしまう。つまり、本ガイドラインは、厳密には
患者の意思決定「支援」のガイドラインでないのである。

④家族の意向を重視する医療者の思いを反映してしまう

本人の意思を尊重するが、ガイドラインは同時に「本人は特定の家族等を自らの意思を推定する者
として前もって定めておくことも重要である」とするために、本人が判断できるにも関わらず、患者
の家族等の意思を尊重する医療者の態度を助長してしまうことになる。

⑤法的な裏付けを示すガイドライン

ガイドラインであるから、ガイドラインに沿って行わなかったとしても、違法の問題は直ちには起
こらないのであり、また、ガイドラインに沿ったからといって、違法の問題は起こらないことを（原
理的には）約束をしないものである。しかし、本ガイドラインが作成された経緯や、委員の発言を見
る限り、本ガイドラインがガイドラインを越えて、ある一定の医療行為の差し控えや中止を合法化す
ることも意図していたと評価することもできよう（これが不当であると非難するのではない）。その
ために、一部（筆者から見ると）先走った中止行為が行われたことは課題である。

⑥法的な面を意識したガイドライン

本ガイドラインは、国内での法事情（自殺ほう助罪がある以上、積極的安楽死について議論はでき
ない、川崎協同事件最高裁判決では、〔本人が昏睡状態の場合の〕家族への説明や、本人の推定的意
思を尊重することの重要性が示された）を尊重した、実はとても「法的」な検討をしたうえでのガイ
ドラインとなっている。

2）認知症の人の日常生活・社会生活における意思決定支援のガイドライン（厚生労働省 2018 年 6 月）

本ガイドラインは、前半に理論的原則的なルールが、後半は具体的な意思決定支援の方策が記載さ
れているが、ここでは、前半を引用し、それを中心に特徴を検討する。

Ⅰ　ガイドラインの趣旨
○ 普段から、我々一人一人が自分で意思を形成し、それを表明でき、その意思が尊重され、日
　常生活・社会生活を決めていくことが重要であることは誰もが認識するところであるが、こ
　のことは、認知症の人についても同様である。
○ 本ガイドラインは、認知症の人を支える周囲の人において行われる意思決定支援の基本的考
　え方（理念）や姿勢、方法、配慮すべき事柄等を整理して示し、これにより、認知症の人が、
　自らの意思に基づいた日常生活・社会生活を送れることを目指すものである。

Ⅱ　意思決定支援とは何か（支援の定義）
○ 認知症の人であっても、その能力を最大限活かして、日常生活や社会生活に関して自らの意
　思に基づいた生活を送ることができるようにするために行う、意思決定支援者による本人支
　援をいう。（脚注ⅳ）

〈脚注ⅳ〉本ガイドラインは、認知症の人の意思決定支援をすることの重要性にかんがみ、その際の基本

的考え方等を示すもので、本人の意思決定能力が欠けている場合の、いわゆる「代理代行決定」のルールを示すものではない。今後、本ガイドラインによって認知症の人の意思決定を支援してもなお生ずる問題については、別途検討されるべきで、この点は本ガイドラインの限界と位置付けられる。本ガイドラインは、本人の意思決定支援のプロセスは、代理代行決定のプロセスとは異なるということを中心的な考えとして採用している。

○ 本ガイドラインでいう意思決定支援とは、認知症の人の意思決定をプロセスとして支援するもので、通常、そのプロセスは、本人が意思を形成することの支援と、本人が意思を表明することの支援を中心とし、本人が意思を実現するための支援を含む。（脚注ⅴ）

〈脚注ⅴ〉本人が意思を形成することの支援を意思形成支援、本人が意思を表明することの支援を意思表明支援、本人が意思を実現するための支援を意思実現支援と呼ぶこともできる。

Ⅲ　認知症の人の特性を踏まえた意思決定支援の基本原則
1　本人の意思の尊重
○ 意思決定支援者は、認知症の人が、一見すると意思決定が困難と思われる場合であっても、意思決定しながら尊厳をもって暮らしていくことの重要性について認識することが必要である。
○ 本人への支援は、本人の意思の尊重、つまり、自己決定の尊重に基づき行う。したがって、自己決定に必要な情報を、認知症の人が有する認知能力に応じて、理解できるように説明しなければならない。
○ 意思決定支援は、本人の意思（意向・選好あるいは好み）（脚注ⅵ）の内容を支援者の視点で評価し、支援すべきだと判断した場合にだけ支援するのではなく、まずは、本人の表明した意思・選好、あるいは、その確認が難しい場合には推定意思・選好（脚注ⅶ）を確認し、それを尊重することから始まる。

〈脚注ⅶ〉本人に意思決定能力が低下している場合に、本人の価値観、健康観や生活歴を踏まえて、もし本人に意思決定能力があるとすると、この状態を理解した本人が望むであろうところ、好むであろうところを、関係者で推定することを指す。

○ 認知症の人は、言語による意思表示が上手くできないことが多く想定されることから、意思決定支援者は、認知症の人の身振り手振り、表情の変化も意思表示として読み取る努力を最大限に行うことが求められる。
○ 本人の示した意思は、それが他者を害する場合や、本人にとって見過ごすことのできない重大な影響が生ずる場合（脚注ⅷ）でない限り、尊重される。

〈脚注ⅷ〉本人にとって見過ごすことのできない重大な影響が生ずる場合は、本人が他に取り得る選択肢と比較して明らかに本人にとって不利益な選択肢といえるか、一旦発生してしまえば、回復困難なほど重大な影響を生ずるといえるか、その発生の可能性に蓋然性があるか等の観点から慎重に検討される必要がある。その例としては、自宅での生活を続けることで本人が基本的な日常生活すら維持できない場合や、本人が現在有する財産の処分の結果、基本的な日常生活すら維持できないような場合を指す。

2　本人の意思決定能力への配慮
○ 認知症の症状にかかわらず、本人には意思があり、意思決定能力を有するということを前提

にして、意思決定支援をする。

○ 本人のその時々の意思決定能力の状況に応じて支援する。

○ 本人の意思決定能力を固定的に考えずに、本人の保たれている認知能力等を向上させる働きかけを行う。（脚注ix）

〈脚注ix〉本人の意思決定能力についての注意事項を掲げる。

  （1）本人の意思決定能力は行為内容により相対的に判断される。日常生活・社会生活の意思決定の場面は多岐にわたり、選択の結果が軽微なものから、本人にとって見過ごすことのできない重大な影響が生ずるものまである。

  （2）意思決定能力は、あるかないかという二者択一的ではなく（連続量）、段階的・漸次的に低減・喪失されていく。

  （3）意思決定能力は、認知症の状態だけではなく、社会心理的・環境的・医学身体的・精神的・神経学的状態によって変化するので、より認知症の人が決めることができるように、残存能力への配慮が必要となる。

  なお、本人の意思決定能力は本人の個別能力だけではなく、意思決定支援者の支援力によって変化することに注意すべきである。

○ 本人の意思決定能力は、説明の内容をどの程度理解しているか（理解する力）、またそれを自分のこととして認識しているか（認識する力）、論理的な判断ができるか（論理的に考える力）、その意思を表明できるか（選択を表明できる力）によって構成されるとされる。これらの存否を判断する意思決定能力の評価判定と、本人の能力向上支援、さらに後述のプロセスに応じた意思決定支援活動は一体をなす。

○ 意思決定能力の評価判定は、本人の認知機能や身体及び精神の状態を適確に示すような情報と、本人の生活状況等に関する情報が適切に提供されることにより、十分な判断資料に基づく適切な判断が行われることが必要である。

3　チームによる早期からの継続的支援

○ 本人が自ら意思決定できる早期（認知症の軽度）の段階で、今後、本人の生活がどのようになっていくかの見通しを、本人や家族、関係者で話し合い、今後起こりうることについてあらかじめ決めておくなど、先を見通した意思決定の支援が繰り返し行われることが重要である。

○ 意思決定支援にあたっては、本人の意思を踏まえて、身近な信頼できる家族・親族、福祉・医療・地域近隣の関係者と成年後見人等がチームとなって日常的に見守り、本人の意思や状況を継続的に把握し必要な支援を行う体制（以下、「意思決定支援チーム」という）が必要である。

○ 特に、本人の意思決定能力に疑義があったり、本人の意思決定能力向上・支援方法に困難がある場合は、意思決定支援チームで情報を共有し、再度本人の意思決定支援の方法について話し合う。

○ 意思決定支援にあたっては、特に、日常生活で本人に接するなど本人を良く知る人から情報を収集し、本人を理解し、支援していくことが重要である。また、地域近隣で本人の見守りをしていただいている方など、日頃から本人とつながりがある方と関わることも重要である。

○ 意思決定支援に際して、本人の意思を繰り返し確認することが必要である。意思決定支援者は、本人の意思を理解したと判断しても、その過程や判断が適切であったかどうかを確認し、支援の質の向上を図ることが必要である。

○ 本人のその後の生活に影響を与えるような意思決定支援を行った場合には、その都度、記録を残しておくことが必要である。

　本ガイドラインは、政府の認知症政策の基本を構成し、現在地域等で広範囲に研修を通じて広められている。このガイドラインの特徴を、先の「人生の最終段階の医療ケア決定のプロセスガイドライン」と比べてみると、次のようなことが浮かぶ。

①代理代行のルールを示さない

　本ガイドラインは、認知症の人の意思決定支援をすることの重要性に鑑み、その際の基本的考え方等を示すもので、本人の意思決定能力が欠けている場合の、いわゆる「代理代行決定」のルールを示すものではない。

②支援者（医療者・介護者）の陥りがちな点について指摘がされている

　意思決定支援は、本人の意思（意向・選好あるいは好み）の内容を支援者の視点で評価し、支援すべきだと判断した場合にだけ支援するのではない。

③意思決定のプロセスを示し、そのヒント（本稿では省略）を示す、文字どおり、本人（認知症の人）の意思決定支援のガイドラインである

　本ガイドラインでいう意思決定支援とは、認知症の人の意思決定をプロセスとして支援するもので、通常、そのプロセスは、本人が意思を形成することの支援と、本人が意思を表明することの支援を中心とし、本人が意思を実現するための支援を含む。

④自己決定権を最大限尊重するために、意思決定能力存在の推定を働かす

　認知症の症状に関わらず、本人には意思があり、意思決定能力を有するということを前提にして、意思決定支援をする。

⑤ ACP の定義が示されている

　本人が自ら意思決定できる早期（認知症の軽度）の段階で、今後、本人の生活がどのようになっていくかの見通しを、本人や家族、関係者で話し合い、今後起こりうることについてあらかじめ決めておくなど、先を見通した意思決定の支援が繰り返し行われることが重要であると示されている。

⑥徹底した倫理的な意思決定支援をするガイドライン

　意思決定支援者は、認知症の人が、一見すると意思決定が困難と思われる場合であっても、意思決定しながら尊厳をもって暮らしていくことの重要性について認識することが必要である。

3 二つのガイドラインの比較から見えてくるもの

　「人生の最終段階の医療ケアの決定のプロセスに関するガイドライン」（厚生労働省　最終改訂2018年3月）は、所管行政庁は厚生労働省医政局であり、「認知症の人の日常生活・社会生活における意思決定支援のガイドライン」（厚生労働省　2018年6月）は老人健康局であり、前者が「医療を中心に」、後者は「日常生活・社会生活」を中心に検討せざるを得なかったことはわかる。

　しかし、両者はかなり前提として立っているポリシーが異なる。今後この間のすり合わせが必要と

なるだろう。当面は、行政の４つのガイドラインを比較した次のような図が役立つであろう。

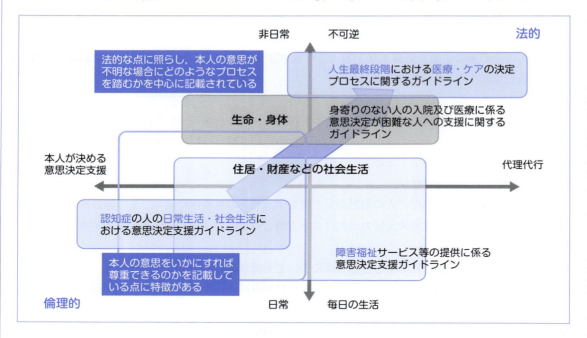

その他の、意思決定支援の手引きやガイドラインには以下がある（いずれも筆者がその作成に関わっている）。

・高齢者がん診療における意思決定の手引き（厚生労働省研究班　2020年3月）
・東京都「私の思い手帳」（2021年3月）から
・認知症や意思疎通が困難な人の新型コロナワクチン接種のための意思決定の手引き（日本臨床倫理学会ワーキング・グループ　2021年）
・適切な意思決定支援の指針（全国在宅療養支援医協会　2022年）

4　認知症基本法

なお、認知症基本法について最後に言及しておく。

2023年に施行された同法は、いわゆる基本法であるので、「権利」「義務」「責任」には直接関わりはないが、倫理的な配慮については、多くの場面での基本となりうるルールを示したものと考えられる。

それは、①認知症の人の尊厳に配慮すること、②認知症の人の意向を尊重すること、③認知症を支える人を支援すること、というルールである。該当する条文の前後（法3条）を以下に掲げる。

共生社会の実現を推進するための認知症基本法
（基本理念）
第三条　認知症施策は、**認知症の人が尊厳を保持しつつ希望を持って暮らすことができるよう**、次に掲げる事項を基本理念として行われなければならない。
一　全ての認知症の人が、基本的人権を享有する個人として、自らの意思によって日常生活及

び社会生活を営むことができるようにすること。

二 国民が、共生社会の実現を推進するために必要な認知症に関する正しい知識及び認知症の人に関する正しい理解を深めることができるようにすること。

三 認知症の人にとって日常生活又は社会生活を営む上で障壁となるものを除去することにより、全ての認知症の人が、社会の対等な構成員として、地域において安全にかつ安心して自立した日常生活を営むことができるようにするとともに、自己に直接関係する事項に関して意見を表明する機会及び社会のあらゆる分野における活動に参画する機会の確保を通じてその個性と能力を十分に発揮することができるようにすること。

四 **認知症の人の意向を十分に尊重しつつ**、良質かつ適切な保健医療サービス及び福祉サービスが切れ目なく提供されること。

五 **認知症の人に対する支援のみならず、その家族その他認知症の人と日常生活において密接な関係を有する者（以下「家族等」という。）に対する支援が適切に行われる**ことにより、認知症の人及び家族等が地域において安心して日常生活を営むことができるようにすること。

六 認知症に関する専門的、学際的又は総合的な研究その他の共生社会の実現に資する研究等を推進するとともに、認知症及び軽度の認知機能の障害に係る予防、診断及び治療並びにリハビリテーション及び介護方法、認知症の人が尊厳を保持しつつ希望を持って暮らすための社会参加の在り方及び認知症の人が他の人々と支え合いながら共生することができる社会環境の整備その他の事項に関する科学的知見に基づく研究等の成果を広く国民が享受できる環境を整備すること。

七 教育、地域づくり、雇用、保健、医療、福祉その他の各関連分野における総合的な取組として行われること。

（稲葉　一人）

● 総論 ●

8 対人コンフリクト（interpersonal conflict）の解決

要　旨

　医療・ケアをめぐる価値観が多様ななかで、対人コンフリクトが存在するのは当然のことである。潜在するコンフリクトを可視化し、医療・ケアチームや組織として対応することが望まれる。対人コンフリクトの原因が臨床倫理上の問題である場合、臨床倫理コンサルテーションが役に立つ可能性がある。その際、当事者のニーズや価値観を尊重しつつ、法的・倫理的に社会で許容される範囲を超えない形で当事者が意思決定に至ることを援助する倫理的ファシリテーション・アプローチが推奨される。医療事故やハードクレームなど、患者安全部門や医療メディエーターをはじめとする他部門との連携が必要な場合もある。

キーワード

臨床倫理コンサルテーション、倫理的ファシリテーション・アプローチ、連携

1 対人コンフリクトの概念の整理

　対人コンフリクト（以下、特に断らない限りコンフリクトは対人コンフリクトを指す）の定義は多様であるが、ここでは「希少な資源、手段についての論争、目標の不一致、またはこれらの組み合わせをめぐる個人間、または集団間の対立」という定義を採用する[1]。組織でコンフリクトを生み出す要因には、資源の希少さ、管轄権の曖昧さ、性格の不一致、権力や地位の相違、目標の違い、コミュニケーションの破綻があるとされている[2]。

　医療・ケアの現場においては、患者本人、家族等、医療・ケア提供者、さらには、その他の関係者（他の患者、行政の職員、患者の近隣住民や職場の関係者など）のどの組み合わせでも、コンフリクトが発生したり、コンフリクトによる影響を受けたりする。医療・ケアをめぐる価値観が多様ななかで、コンフリクトが存在するのは当然のことであり、いたずらにコンフリクトを回避することは、別の（往々にして取り扱いがさらに困難な）コンフリクトが顕在化するまでの一時的な対応にしかならないこともある。潜在するコンフリクトを可視化して、医療・ケアチームや組織として対応するほうが、より良い医療・ケアにつながることも多い。

　研究者の利害のコンフリクトは利益相反（COI：Conflict of Interest）とよばれており、研究を実施するうえで重要な課題である。研究者に求められているのは、COIを解消することではなく、COIを適切に管理（マネジメント）することである。具体的には、COIの状態を研究計画書、説明同意文書、論文等において開示することや、一定のCOIがある研究者は、研究対象者のリクルートや結果の解析に携わらないようにしたり、モニタリングや監査を受けたりすることが行われている。コンフリクトの存在を前提にどう対応するのかを考えるという点では、対人コンフリクトと共通している。

　コンフリクトの対応において、関係者全員が納得して満足するという形での解決が図られれば理想

的かもしれないが、最前線で患者や家族に対応している医療・ケア提供者が対応できる範囲には限界がある。また、コンフリクトを根本的に解消することは困難なことも少なくない。そのため、関係者が一定の合意に達すること、あるいは、合意形成を断念して実現可能な対応策を立案することがコンフリクトの解決と認識される。コンフリクト・マネジメントととらえたほうが適切かもしれない。

2 臨床倫理コンサルテーションにおけるコンフリクトへのアプローチ

臨床倫理コンサルテーションとは、「患者、家族、代理人、医療従事者、その他の当事者が、ヘルスケアで生じる価値問題の不確かさやコンフリクトに取り組めるように援助する、個人やグループによるサービス」と定義されている[3]。ここでいうコンフリクトは、必ずしも対人コンフリクトをともなうとは限らないが、コンフリクトの解決は倫理コンサルテーションの中核的な要素の一つである[4]。

American Society for Bioethics and Humanities（ASBH）は、臨床倫理コンサルテーションにおいて、当事者に代わって倫理コンサルタントが倫理上の権威として一方的に意思決定をすること（権威主義的アプローチ；authoritarian approach）や、純粋に当事者間の合意のみを目指すこと（合意追求型アプローチ；pure consensus approach）は好ましくなく、倫理的ファシリテーション・アプローチ（ethics facilitation approach）が最もすぐれた適切なモデルであるとしている[5]。

倫理的ファシリテーション・アプローチは、当事者のニーズや価値観を尊重しつつ、法的・倫理的に社会で許容される範囲を超えない形で当事者が意思決定に至ることを援助するものであり、①価値の不確実性の性質を特定し、分析すること、②原則に基づいた倫理的解決を促進することの2つの核となる特徴を有している[5]。

①「価値の不確実性の性質を特定し、分析すること」で求められているのは、以下の事項である[5]。
- 対応が必要な倫理的な問いを明らかにすること。
- 関連する情報の収集（当事者との話し合い、カルテの精査、書籍や関連指針など）。
- 関連する概念を明らかにすること（例：守秘義務、意思決定能力、インフォームド・コンセント、最善の利益）。
- 関連する規範的な問題を明らかにすること（例：社会的価値の含意、法令、倫理的基準、施設の指針）。
- 対応するべき倫理的問題を明らかにすること（これは倫理コンサルタントに最初に提示された問いによりしばしば異なる）。
- その文脈において、倫理的に受容可能な選択肢の幅を同定することを支援し、それぞれの選択肢の倫理的に適切な合理性を提供する。

②「原則に基づいた倫理的解決を促進すること」で求められているのは、以下の事項である[5]。
- 関係者（例：患者、家族、代理人、医療従事者）の声を聞くようにする。
- 関係者が自分自身の価値観を明確にするのを支援する。事実情報の理解と価値観の共有を促進する。
- 倫理的に適切な意思決定者を特定し支援する。

総　論

・必要であれば、メディエーションやその他のコンフリクト解決技法を適用する。

　コンフリクトの解決にばかり意識が向くと、合意追求型アプローチに陥りがちであるが、倫理コンサルタントは、全体を俯瞰して適切な合意に至れるよう支援することが求められている。

3　生命・医療倫理の4原則における原則間の対立の解決

　倫理コンサルテーションで原則に基づいた倫理的推論を行う場合、しばしば生命・医療倫理の4原則における原則間の対立に直面する。原則間の対立への考え方として、①特定化（specification）と、②比較考量（weighing and balancing）がある[6]。

　特定化とは、2つ以上の原則が対立しているときに、その原則が個別の行動領域に対してその原則から引き出されてくる含意を特定して、きわめて抽象的な原則にはこだわらないようにしようというものであり、ある原則の適用範囲を限定することによって、対立を回避する[7]。刑法134条第1項で「医師、薬剤師、医薬品販売業者、助産師、弁護士、弁護人、公証人又はこれらの職にあった者が、正当な理由がないのに、その業務上取り扱ったことについて知り得た人の秘密を漏らしたときは、六月以下の懲役又は十万円以下の罰金に処する。」と規定されているが、これは守秘義務について、「正当な理由がないのに」と特定化していると理解することができる。

　比較考量とは、それらの原則の相対的な重みと強さについて熟慮し、どちらの原則が当該の状況ではいっそう重要であるのかを判断することである[7]。Beachamp と Childress は、適正な比較考量を行うために、以下の6つの条件を求めている[5]。

　①侵害された規範ではなく、上書きされた規範に基づいて行動する正当な理由が提示されること。
　②侵害を正当化する道徳的目的が現実的に達成される見込みがあること。
　③道徳的に望ましい代替的な選択肢がないこと。
　④行為の主要な目的を達成するのに見合った、最も低いレベルの侵害が選択されていること。
　⑤侵害によるすべての否定的影響が最小化されていること。
　⑥影響を受けるすべての当事者が公平に扱われていること。

4　臨床倫理コンサルテーション以外の部門との連携

　臨床倫理コンサルテーションとしてどこまで対応するべきなのか、あるいは、臨床倫理コンサルテーションの担当者（倫理コンサルタント、あるいは、倫理コンサルテーションチーム）がどこまで事例に介入するべきなのかについては、施設や事例によって実践に違いがあると思われる。臨床倫理コンサルテーションをあくまでも当事者（患者・家族を含む場合と含まない場合がある）の話し合いの場として展開する場合もあれば、倫理コンサルタントが直接的に介入することが望ましい場合もある。また、倫理コンサルタントが、医療ソーシャルワーカー、医療メディエーター、患者安全の担当者、ある診療科の専門家など、倫理コンサルタントとは別の立場で当該事例と関わることもしばしばあるだろう。

　医療事故、ハードクレーム、過剰要求、暴言・暴力など、医療機関として継続的で一貫性のある対応や司法との連携が必要になる場合は、現場の医療・ケアチームではなくそれぞれの専門部署が対処するべきである。医療・ケアチームが自分たちが対応できる限界を見きわめる支援を行うことも、臨

床倫理コンサルテーションチームが行えると良い。専門部署が主として対応する事例であっても、患者、家族、医療・ケアチーム間の調整に臨床倫理コンサルテーションチームが介入することも考えられる。

　医療・ケア提供者が患者に対してできるだけのことをしようとするあまり、過剰な要求に応えようとして疲弊したり、要求に応じる医療・ケア提供者と応じない医療・ケア提供者が存在することを患者から指摘されて、さらに疲弊することがある。このような場合、「どこまでは可能で、どこからは不可能か」「どこまでは許容されて、どこからは許容されないのか」など、一定の制限を設定して、統一された対応を行うことが大切である[8]。このような枠組みを設定する場合、臨床倫理コンサルテーションチームと医療・ケアチームだけで決定するのではなく、必要に応じて、患者安全部門、精神科医師、顧問弁護士や警察への相談窓口となる部門とも連携することが重要である。

（竹下　　啓）

【参考文献】

1) Sprey, J. 1979 "Conflict Theory and the Study of Marriage and the Family." In W. R. Burr, R. Hill, F. I. Nye, and I. L. Reiss, eds., Contemporary Theories About the Family, vol. 2. New York: Free Press.
2) "Conflict Management and Negotiation." Encyclopedia of Management, edited by Sonya D. Hill, 7th ed., Gale, 2012, pp. 165-169. Gale eBooks
3) Aulisio, Mark P., and Stuart J. Youngner. "II. Ethics Committees and Ethics Consultation." Bioethics, edited by Bruce Jennings, 4 th ed., vol. 2, Macmillan Reference USA, 2014, pp. 602-608. *Gale eBooks*.（同書第3版の当該箇所を邦訳した「藤田みさお、赤林朗　臨床における倫理問題への取り組み　日内会誌　2012：101：2059-2064」を参照した）
4) Fiester A. The "Ladder of Inference" as a Conflict Management Tool: Working with the "Difficult" Patient or Family in Healthcare Ethics Consultations. HEC Forum. 2022 Apr 18. doi: 10.1007/s10730-022-09476-w. Epub ahead of print. PMID: 35435533.
5) American Society for Bioethics and Humanities. Core Competencies for Healthcare Ethics Consultation. Second Edition. 2011.
6) Beachamp TL, Childress JF. Principles of Biomedical Ethics. 8th edition. Oxford University Press. 2019.
7) 水野俊誠：医療倫理の四原則. 赤林朗[編]改訂版　入門・医療倫理I pp57-72. 勁草書房. 2017.
8) 瀧本禎之、阿部篤子、赤林朗「ケースブック患者相談」、医学書院. 2010.

●　総　論　●

9 本人支援と家族支援
——看護師の視点からみた「家族ケア」

要　旨

- 患者本人が緩和ケアや支援を受けることはもちろんのこと、家族への支援も重要な緩和ケアの一つの重要な要素となる。
- 「援助者としての家族」と「生活者としての家族」の両立を図るためには、医療従事者からの適切な情報の提供と、繰り返し話し合うプロセスが鍵となる。
- 家族への意思決定支援と、家族によるケアへの参画は、緩和ケアの大切な要素である。
- 家族が今後起こりうることに向けて心の準備を進めていけるように支援することも、緩和ケアとして大切である。

キーワード

家族中心のケア、エンパワーメント、意思決定支援、家族がやり残したこと

1 緩和ケアの対象は家族も含む

　2002 年に WHO の緩和ケア定義が更新され、緩和ケアの対象は「生命を脅かす疾患に関連した問題に直面する患者及びその家族」として、本人のみならず家族も含まれるようになった。そして、患者の病の間も死別後も、家族が対処していけるように支援する体制を提供することが望ましいと考えられている[1]。

2 看護のなかでの家族の位置づけ：家族中心のケア

　看護とは、ケアする人々に寄り添い、関心を寄せて関わることにより、苦痛や苦悩に気づき、その人の尊厳を守ることである[2]。「その人の尊厳を守る」における「その人」は、患者だけを指しているのではなく、家族をも指しているのである。そのため看護の実践にあたっては、その人の尊厳を守り、その人らしく生きていくことを支えるという看護の価値は、臨床倫理の視点そのものであり、そこで看護師は、家族の権利を尊重し、家族が自らの意向や価値観にそった選択ができるように支援しなければならない。

　家族看護における重要な概念として、家族中心のケア（Family-Centered Care、以下 FCC）がある。FCC の考え方は 1960 年代後半の米国での消費者運動にあり、この動きは医療サービスやケアの受け手側の権利運動へと広がっていった。看護学理論家の Wiedenbach は著書『家族中心の母性看護（Family-centered maternity nursing）』において、母性看護実践における家族の主体的な参加、FCC の重要性を述べている[3]。

　家族のあり方が多様化している現在、看護師は自身の価値観にとらわれず、エンパワーメントの考

え方に立脚したうえで、家族の病気体験を共感的に理解し、パートナーシップに基づいた援助関係を形成することが望まれる[4]。

　重要なことは、エンパワーメントは家族自身が獲得していくものであり、主体は家族である。したがって看護師は、家族が患者の病気の発生からその経過や回復過程に深く影響していることを理解し、家族と良好なパートナーシップを基盤とした情報の共有、意思決定支援、家族エンパワーメントを支援することが重要である。

3 | 家族への意思決定支援：医療の場における家族の権利

　エンドオブライフ期の家族は、疾患の進行にともない、ケアの場所、ケアの目標、治療選択に関するさまざまな意思決定に直面する。しかし、家族自身も大切な家族員の発病により心理的に動揺していたり、介護のために身体的に疲労していることが多い。ここで、家族がこれらの不安や困難を克服し、「援助者としての家族」と「生活者としての家族」の両立を図るためには、医療従事者からの適切な情報の提供と、繰り返し話し合うプロセスが鍵となる。

　厚生労働省「人生の最終段階における医療・ケアの決定プロセスに関するガイドライン」[5]においても、患者と家族等（単に戸籍上のつながりや血縁関係だけで決まるものではない、親しい友人等含む）の関係性のなかで患者の自己決定の権利を擁護し、患者による意思決定を基本としたうえで、家族等も含めた医療・介護に関する話し合いを繰り返すことの重要性が強調されている。このように、患者と家族は医療・ケア計画、および病気の管理において重要なパートナーであるとみなすことができる。

　また、家族は患者の療養を支え、ケアし、また患者のケアの代弁者としても家族は重要な役割を担っている[6]。一方で、多くの家族は医師に尋ねることさえ遠慮して、言葉を飲み込んでしまうことがある。この場合、家族の気がかりや懸念を察知して、家族が話しやすくなるよう声をかけることも看護師の役割である。看護の実践では、傾聴のスキルを活かして、家族はどのようなことを気がかりと感じているか、何を大切にしているのか、患者にどうなって欲しいと願っているのかなど、家族の思いを傾聴する。このように、患者の意思や気持ちと並んで、家族の意思や気持ちも尊重し、家族の置かれている状況を踏まえて、意思決定プロセスに積極的に関わる姿勢が望まれる。

　患者にとっての最善の利益を守るうえで、家族の権利は尊重されるべきである[4]。家族が納得いくまで医療者に説明を求め、家族の意思と判断で対応の選択をしてはじめて、家族の主体的な取り組みが可能になる。看護師は、患者の家族としてではなく、悩みを抱える一人の人間としての家族に寄り添い、時には家族が懸念する事項について補足説明を行うよう努めなければならない。したがって、家族への意思決定支援において看護師が担う役割は、家族のもつ力を引き出し、家族が自己決定・実行できるように関わり、支援することが何より重要である。

4 | エンドオブライフ期にある患者とともに生きる家族へのケア：家族のケアへの参画

　家族は不確かな状況のなかで、患者の心身の状態が変化するたびに、治癒への希望は失われ、「病状の変化に気持ちがついていかない」と気持ちのつらさを抱えることや、この先どうなるのかと不安

に思うこともある。しかしながら、家族は自分の悲しみ以外にも、治療やケアの意思決定、付き添いや経済的な不安など、現実的な問題に対処しなければならない事実がある。すなわち、エンドオブライフ期にある患者の家族は、困難な過程を乗り越え、患者とともに充実した生活を送ると同時に、家族の生活も維持するために、医療者のケアを必要としているのである。

わが国の緩和ケア病棟患者を中心とした遺族調査によると、専門的な緩和ケアを受けていても、約3割の家族が「やり残したこと」を抱えていることが報告されている[7]。家族がやり残した主な内容は、「患者のそばにいて過ごす」「感謝の想いを伝える」「思いや本音を聴く」「患者の身の回りの世話に参加する」ことであった[7]。つまり、多くの家族が患者との関係性を大切にする傾向にあり、臨死期の患者への接し方や関係性の改善を望んでおり、医療者からの支援を求めているといえる。したがって、看護師は、家族は情緒的結びつきと歴史をもっているととらえて、患者のそばにいて世話をすることや思いを伝え合うことを望む家族には、世話の方法および思いの橋渡しといったリエゾン的介入が望まれる。

エンドオブライフ期にある患者の家族は、死別前から喪失を予期して悲しみに襲われるものである。このとき、看護師は自分の価値観をいったん脇に置き、家族の悲しみをありのまま受容するという誠実な態度で、思いやりのあるコミュニケーションをとることで、家族が今後起こりうることに向けて心の準備を進めていく助けとなるだろう。なぜなら、心構えがなければ、患者の存命中にお別れの言葉や、大切なことを伝え合うことはできない。そのため、看護師の関わりとして、家族がこの時期の患者とどのように接していくべきか知るために、教育的介入を検討してもいいだろう。具体的には、家族が患者のためにできることは必ずあることを伝え、家族が患者に手を尽くせるように気づかう姿勢が重要である。

（松村　優子）

【参考文献】

1) WHO Palliative Care
   https://www.who.int/news-room/fact-sheets/detail/palliative-care （2024年3月10日閲覧）
2) 看護職の倫理綱領，公益社団法人日本看護協会，2021.
   https://www.nurse.or.jp/nursing/assets/statistics_publication/publication/rinri/code_of_ethics.pdf
3) Wiedenbach, E. Family-centered maternity nursing. 2nd ed. New York, G.P. Putnam's Sons, 1967.
4) 野嶋佐由美：家族エンパワーメントをもたらす看護実践，へるす出版，2009.
5) 人生の最終段階における医療・ケアの決定プロセスに関するガイドライン解説編，厚生労働省編，2018.
   https://www.mhlw.go.jp/file/04-Houdouhappyou-10802000-Iseikyoku-Shidouka/0000197702.pdf
6) 鈴木和子，渡辺裕子：家族看護学―理論と実践―第4版，日本看護協会出版会，2021.
7) Yamashita R. Unfinished Business in Families of Terminally Ill With Cancer Patients. Journal of pain and symptom management. 2017; 54(6): 861-9.

●　総論　●

10 緩和ケアにおける医療者支援

要　旨

　非がんの領域であっても、緩和ケアの現場では、スタッフの倫理的葛藤から生じる心理的負担をどのように軽減するかが課題である。対策としては、スタッフ一人ひとりがコーピング技術を身につけることが基本となる。そのうえで、緩和ケアで生じる葛藤を一人で抱え込まないよう、チームメンバーが互いに支え合うことも求められる。最近は、心理士あるいはチャプレンが、スタッフ側の支援に取り組む医療機関も出ている。また、倫理コンサルテーションチームによる支援は医療者の倫理的葛藤の解消に欠かせず、結果として心理的負担の軽減につながりうる。

キーワード

心理的負担、コーピング技術、心理士、チャプレン、倫理コンサルテーションチーム

1 スタッフに求められるコーピング技術

　循環器×緩和ケア研究会（共同代表：大石醒悟・真星病院、坂下明大・神戸大学医学部附属病院緩和支持治療科）では、毎回「日々の疑問を相談しよう」というセッションを実施し、医療現場の質問にメンバーが答えている。そのなかに、支援者側のストレスケアについて尋ねる質問があり、公認心理師が以下のように回答している[1]。

　「患者に提供するストレスケアは、自分たちにも応用できないといけないものだ。ストレスに対処する方法としてコーピングがある。大きく分けて3つあるが、1つ目は「問題焦点型コーピング」で、解決できる問題をどう解決すればストレスがなくなるのかを検討する。2つ目は「感情焦点型コーピング」で、解決できない問題に感じるストレスをどう和らげていくかに着目したストレスの対処法だ。3つ目は「ストレスそのもの回避する」こと。公認心理師は、この3つを日常会話の中で使っている。同僚、同職種、家族間で語れる場やキーパーソンを増やしていくことも支援者のケアにつながると思う」。

　コーピングは心理的負担を軽減するセルフケアの一つである。緩和ケアの現場にあっても、スタッフ一人ひとりが身につけておくべき技術といえる。

2 緩和ケアチームで葛藤を共有

　ただコーピング技術を身につけていたとしても、倫理的葛藤を一人で抱え込んでしまっては心理的負担の増大につながりうる。緩和ケアの専門家らは、緩和ケアで生じる葛藤を軽減するためにチームメンバーで互いに支え合うことが必要と指摘する。そのためにはチーム内のコミュニケーションが欠かせないが、例えば日々のカンファレンスでも、スタッフが抱える葛藤にも目を向ける必要がある。

総論

　また、倫理的に難しい判断が必要だった症例では、デスカンファレンスなどで振り返ることが有意義だとする意見もある。スタッフが抱えていた葛藤を吐露し合うことはグリーフケアにつながり、またそれぞれの思いを理解して共有することでチーム力が高まるという見方だ。例えば山形県鶴岡地域では、多施設・多職種デスカンファレンスが行われている。参加者の体験を振り返った研究[2]では、デスカンファレンスの有用性として、①多職種との対話による相互理解、②今後の実践につながる気づき、③緩和ケアの学び、④抱えていた思いの表出、などが挙がっている。最後の「抱えていた思いの表出」では、「もやもやした思いを吐き出す場になった」や「経過中に出なかった思いを表出する機会になった」などの意見があり、心理的負荷の軽減につながった実感が語られている。

3 心理士やチャプレンの役割

　緩和ケアチームの一員として、臨床心理士や公認心理師の資格をもつスタッフ（以下、心理士）が活躍する医療機関も少なくない。彼らの役割は患者の支援が中心だが、医療者の支援も求められている。

　がん領域での調査研究[3]によると、心理士がコンサルテーションサービスの一環として、患者の心理的支援を直接行うことが多い[4]。また心理士は、対応が困難な事例への接し方や対応の仕方について、医療者をサポートすることもある。さらに心理士の役割として、バーンアウト状態に陥らないように、医療者を心理面から支援することも求められるようになっている。

　一方、「教会に属さず、組織や施設で働く聖職者」と定義されるチャプレンもまた、緩和ケアチームの一員として活躍している。例えば亀田総合病院の緩和ケアチームは、医師や看護師、栄養士や心理士に加えて、チャプレン、ソーシャルワーカー、ボランティアなどと数多くの職種で構成されている[5]。同病院では、2004年に緩和ケアチームが発足した当初から常勤のチャプレンを配置している。医師とともに回診に臨んだり、各種カンファレンスに参加したりして患者のケアに携わっている。同時に、倫理的葛藤をともなう対応困難な状況に直面することの多いスタッフのケアにもあたっている。

4 倫理コンサルテーションチームの支援

　石巻赤十字病院の鈴木聡氏は、緩和ケアの医療者支援において倫理コンサルテーションチームの役割が重要だと指摘している。

　同病院では、臨床倫理問題への対応指針を定めており、これをもとに多職種による倫理委員会を設置し運営している。また、臨床倫理コンサルテーションチームが臨床現場の支援に入っており、解決が困難な案件については病院として支援する仕組みが整っている。

　臨床倫理コンサルテーションチームは、倫理委員会の下部組織として発足した。メンバーは、副院長（緩和ケア医）、副看護部長、外来看護師長、社会福祉士、老人看護専門看護師の5名。全職員から相談を受け付けているのが最大の特徴だ。チームメンバーがそれぞれに相談を受けて聞き取りする。そのうえで、関係者の調整や場所の確保を行い、タイムリーにカンファレンスを開催する。モットーは、①現場が相談しやすいように垣根を低く、②相談内容や話は否定せず「対話」を促進するプロセスを大切に、③フットワークよく現場に出向いてカンファレンスをなるべく早急に開催する──の3項目である[6]。

緩和ケアの場で生じる倫理的問題について、臨床倫理コンサルテーションチームによる支援があることは、現場の医療者にとって心強いものに違いない。

（三和　護）

【参考文献】

1) 心不全緩和ケアで直面する疑問に答える（1）日経メディカル 2024/01/30
   https://medical.nikkeibp.co.jp/leaf/mem/pub/series/chfacp/202401/582754.html
2) 地域における多施設・多職種デスカンファレンス参加者の体験に関する探索的研究
   Palliat Care Res 2012; 7(2): 354-62.
3) 緩和ケアチームが求める心理士の役割. Palliat Care Res 2009; 4(2): 228-34.
4) 癌化学療法における臨床心理士の役割. 癌と化学療法 2004; 31: 17-21.
5) ER医が学んだ「緩和ケアは全ての人のために」. 日経メディカル　2020/12/28
   https://medical.nikkeibp.co.jp/leaf/mem/pub/report/t310/202012/568389.html
6) 石巻赤十字病院（日本臨床倫理学会・臨床倫理登録病院・地域制度。日本臨床倫理学会）
   https://c-ethics.jp/assets/file/registration/hosp2133.pdf

各論

●　各　論　●

1 在宅における
摂食・嚥下障害と緩和ケア

家族の代理判断により
人工的水分栄養補給を中止した事例

要　旨

＊誤嚥性肺炎により、入院中に経口摂取が禁止された90代の男性のケース。

＊家族は経口摂取の再開を病院主治医に申し出たが、「食べさせるのならば、退院して、家族の責任で食べさせるように」と誤嚥性肺炎発症のリスクが高いとして、入院中は食べることは許可されなかった。

＊家族の思い：「口から食べさせたい」「本当に食べられないのか知りたい」と在宅へ。

＊多職種よりなる在宅診療チームの医学的診断および、「何が本人にとって最も良いQOLか」を考える意思決定支援により、経鼻胃管を抜去のうえ、経口摂取を再開した。「食べられるときに食べたいだけ食べるComfort Feeding」の方針となった。

＊3か月後、栄養補助食品も含め、経口で600キロカロリーの摂取が可能となった。

＊経口だけでは十分な栄養摂取ができないにも関わらず、人工的水分栄養補給（AHN）を中止したことに、医学的事実と倫理的価値判断の間にジレンマを抱えた症例である。

＊一方で、AHN中止後に短期間ではあったが経口摂取ができたという事実は、本人のQOLだけでなく、家族のQOL（＝QOLs：quality of lives）を高めることになった。「食べることは支える人を支える」といえる。

キーワード

経口摂取、人工的水分栄養補給（AHN）、摂食嚥下障害、家族の代理判断

■ ケースの概要

　90歳代男性、要介護4、家族は妻と長女。

　12年前に小脳梗塞を発症し、一時的にADLの低下がみられた。10年前にアルツハイマー型認知症と診断された。現在、認知症は重度（FAST7b；理解できる語彙は1つ）であるが、家族の支援により自宅で生活ができていた。2か月前に自宅で転倒し、大腿骨頸部骨折と診断され入院。手術を受け、骨折は治癒するも入院中に誤嚥性肺炎を起こし、経口摂取は禁止され経管栄養となった。このときには、家族は禁食の理由、経管栄養で対応することなど説明を受けたが、同意したかよく認識のないままに、経管栄養チューブが挿入されていた。

　見舞いのときに、口をもぐもぐしている状態を見て、何か食べたいのではないかと思った家族は、主治医に何か食べてはいけないのかと問い合わせるも、「食べたらまた肺炎になるのは明らかなので

食べるのはあきらめるように」と言われた。家族は納得がいかずに、再度機会を見て、食べられないかと問い合わせた。主治医は、「入院中は食べることは許可できない。食べさせるのならば、退院して、家族の責任で食べさせるように」と言った。家族は、入院していたら、このまま食べられないままであることに不安を感じ、退院することを選択した。

経管栄養のまま自宅に戻り、在宅主治医のもとで、食事を再開する方法を相談した。しかし、どう食べさせたらよいかわからないままに、食べることを開始できないでいた。一方で、家族は、元気だったときに、テレビなどで知った胃ろうや経管栄養をしている高齢者の姿を見て、「食べられなくなったら、胃ろうとか経管栄養などしないで、自然で行きたいね」と本人と会話をしていたことを思い出し、経管栄養を受けている状態にも疑問をもつようになった。

家族は、「口から食べさせたい」「本当に食べられないのか知りたい」という思いから、以下の4つの選択肢

①もし本当に食べられないのならば、口から食べずにこのまま経管栄養で過ごす

②もし本当に食べられないのならば、経管栄養チューブはやめて胃ろうにする

③もし少しでも食べられるのなら、本人の意思を尊重し経管栄養チューブを抜去し、口から食べられるだけ食べる

④もし少しでも食べられるのなら、胃ろうにして、口から食べられるだけ食べる

を考え、食べるための評価と指導に基づいて今後の方針を決めるため、摂食嚥下指導をする地域の歯科医師にコンサルトした。

■ 4分割表をつくってみる

医学的事項	患者の意向
・90歳代男性 ・12年前小脳梗塞 ・10年前～アルツハイマー型認知症、現在 EAST7 b（重度、1言語） ・2か月前、大胸骨頸部骨折後手術。入院中経口摂取禁止・経管栄養 ・病院医師；食べることで肺炎を繰り返すことになる（死期を早める） ・「入院中は食べることは許可できない。食べさせるのならば、退院して、家族の責任で食べさせるように」 ・経口摂取だけでは必要な栄養量は摂れない	・重度認知症のため、治療に関する意向は表明できない ・以前、本人が「食べられなくなったら、胃ろうとか経管栄養などしないで、自然で行きたいね」と発言したことあり ・入院中、口をもぐもぐしている状態を見て、家族は、何か食べたいのではないかと思った
QOL	周囲の状況
・アルツハイマー型認知症、EAST7 b（重度、1言語） ・経口摂取禁止、経鼻経管栄養 ・病院から退院し、自宅療養 ・経鼻経管栄養チューブを嫌がり、不快である可能性	・入院中の経口摂取禁止に対して、家族は納得がいかない ・入院していたら、このまま、食べられないままであることに不安を感じ、自宅退院 ・妻、長女と同居人（2人は同意見）。介護は長女が中心 ・家族「口から食べさせたい」、「本当に食べられないのか知りたい」 ・摂食嚥下の評価と、指導を望み、専門家である歯科医師にコンサルト ・在宅支援チーム：在宅主治医、歯科医師、訪問看護師、介護支援専門員

各　論

■ このケースにどのような倫理的論点がありますか？

（1）入院中の誤嚥性肺炎になった時点での、経口摂取禁止および経管栄養に関するインフォームドコンセントは適切だったか？

（2）経管栄養（AHN）を中止し、経口摂取だけにした場合、十分な栄養摂取ができないという評価がなされたにも関わらず、経管栄養チューブを抜去することに倫理的問題はないか？

（3）水分栄養補給に関して、本人の QOL を改善するために、何が最も良い選択なのか？

■ 倫理的論点を考えるために

1 ┃ コミュニケーションの問題

　コミュニケーションに関わる問題は、臨床現場の多くのケースで倫理的ジレンマを深める原因となる。そして、このケースのように、コミュニケーションの不足が、インフォームドコンセントが適切に実施できない理由として、しばしば挙げられている。

　具体的には、「家族は禁食の理由、経管栄養で対応することなど説明を受けたが、同意したかよく認識のないままに、経管栄養チューブが挿入されていた」状況であった。

　インフォームドコンセントの構成要素は、①医療者より医療ケアに関する**情報が開示**され、②本人（家族）がそれを**理解**し、③**意思決定能力**がある、④本人が**自発的**に、⑤**同意**することである。

　誤嚥性肺炎になった時点での病院主治医の説明は十分であったのか？　主治医は食べることを禁止することが、肺炎の治癒につながる。そして、生きていくために栄養を摂る必要があり、経鼻経管栄養が必要であると判断していた。

　これらの説明を受けた家族は、十分に理解をしていたか？　もし、人工的水分栄養補給（経管栄養）をしない場合、死期が早まる可能性があるという事実を認識していたのであろうか。

2 ┃ 食べることは生きること

　「食べることは生きること」といわれる。私たちは活動するために必要なエネルギーと、身体を維持するために継続的に栄養を摂ることが求められている。すなわち、生命を維持するためには食べること（水分栄養を摂ること）が必須である。

　一方で、生きるという意味には「生命」という意味のみならず、「人生」であったり「生活」「生きがい」「生き方」などの意味が含まれているからこそ、「食べることは生きること」なのだと解釈される。英語の "LIFE" が、これらの意味をすべて含んでいるように、である。食べることは、「人生」であったり「生活」であったりするからこそ、よりいっそう、「本人や家族にとってのよりよい QOLとは何か、well-being（しあわせ）とは何か」といった倫理的視点が必要になる。

64

3 摂食嚥下の評価と、嚥下指導

1）摂食嚥下の評価

　摂食嚥下指導を専門とする歯科医師の見解は、傾眠傾向も強く、アルツハイマー病による嚥下機能の低下もみられるため、食形態を限定し、安全に配慮した状態での一部経口摂取は可能であるが、それだけでは十分な栄養を摂ることは困難であること。また、経口摂取だけで無理に栄養摂取をしようとした場合、誤嚥性肺炎などのリスクをともなうとのことであった。

　また、今後の予測としても、年齢やアルツハイマー病（FAST 分類 7 b）の経過を考えた場合、将来にわたって改善は見込めず、むしろ悪化していく可能性が高いとの見解であった。

2）家族による治療方針に関する代理判断

　摂食嚥下の専門家による評価を受けて、家族は、「何よりも本人が嫌がっていたチューブがある状態を改善してあげたい」、そして「リスクを承知のうえで少しでも食べさせたい」との結論を出した。経管栄養チューブを抜去することは、栄養が足りなくなり、命が短くなることは理解しているが、それも本人の意向であると考えるとの発言があった。

　家族は、「本人にとって、何が最も善いことなのか」「どうすることが、本人が最もしあわせと思うのか」について、これまで長い間、生活を共にしてきた一人の人間として、一生懸命考えた末の結論であった。そして、その結論を出したことで、家族の気持ちも平穏になることができ、家族の気持ちが揺らぐことなく、以後の介護を続けることができた。

3）嚥下指導

　家族の熟慮の末の選択に基づき、在宅主治医、歯科医師、訪問看護師、介護支援専門員などの在宅支援チームは、経管栄養チューブを抜去したうえで、本人の覚醒レベルに合わせて、「食べられるときに食べたいだけ食べる；Comfort Feeding」の方針とした。

　日常的な家族の頻繁な関わりもあり、覚醒している時間も確保でき、少量の経口摂取が可能となった。そして、徐々に経口摂取量も増加した。甘味の強いものを好む傾向にあり、認知症の特徴であると解釈された。3 か月後、好物のカステラだけでなく、甘味の強い栄養補助食品も摂取し、600 キロカロリーの摂取が可能となり、ADL の向上からデイサービスの利用を検討するまでになった。

　しかし、発熱を機に食事量が減少し、在宅復帰 4 か月後に自宅で死亡した。

4 人工的水分・栄養補給 （AHN：artificial hydration and nutrition） についての課題

1）AHN に対する賛否両論

　重度認知症患者に対する AHN についての課題は大きい。認知症が重症化し十分な栄養量が確保できなくなった場合、AHN を実施するという意見と、AHN を差し控える意見がある。前者は、AHN は標準的医療であり、AHN を実施しなければ、餓死させることになると主張する。AHN は 1 日でも

各論

長く生きていて欲しいと願う家族の要望に沿うことになる。もし AHN をせずに死亡した場合、家族には罪の意識が生じるなどの意見である。後者は、AHN は死までの時間を単に引き延ばすだけに過ぎないというものである。たとえ、もし AHN の差し控えや中止を行っても患者に苦痛は与えない。AHN ではなく経口摂取の介助を行うことが標準的ケアである。食べられなくなって亡くなるのは、病気の自然な経過であり、平穏な死を保証することがより倫理的であるという考え方などである。

2）医学的エビデンス－重度認知症患者にとって AHN は有益か？

また、医学的エビデンスによれば、重度認知症患者に対する胃ろうや経管栄養は、肺炎の発症予防や生存率の向上に寄与しないという報告が海外から多く出されている[1,2]。反対に国内からは、（重度認知症者においてではないが）胃ろうなどの経管栄養者の生命予後は比較的良いことも報告されている。一方で、誤嚥性肺炎罹患にともなう禁食はかえって廃用による嚥下機能を低下させ、死亡率を上昇させるとの報告もある[3]。

3）WHO：高齢者の緩和ケア Palliative Care for Older People; Better Practice 2011

WHO の「高齢者の緩和ケアのよりよい実践」に向けての冊子には、高齢者の認知症終末期ケアにおいて不適切と思われるものとして、【恩恵が少ない過剰な医療ケア】には、**経管栄養**、輸液、検査、抑制・拘束が、【過少と思われる医療ケア】には、疼痛コントロール、家族への支援、感情的社会的ネグレクトへの対応、心のケアなどが挙げられている。

5 食の軟食化（嚥下調整食）の功罪

摂食嚥下障害患者においては、「食べるか食べないか」のほかに、「何を食べるか」が問題となる。摂食嚥下障害患者に対しては、一般的に嚥下調整食（Texture-modified diets）の摂取が推奨されている[4]。通常、軟らかく加工したり、ミキサー食やペースト食といった状態にすることは、誤嚥や窒息を防止し、より安全に摂取可能になるため、医学的に有利であるといえる。一方で、安全を重視したこれらの食事は一般に好まれない傾向にあり、通常食を摂取することを希望する患者は多い。

また、患者本人の咀嚼機能や嚥下機能に適合しない食形態の摂取は、誤嚥や窒息事故を招くリスクをともなうことから、本人や家族と、医療介護関係者との間に意見の対立が起こることがある。「自分の食べたいものを食べることは良いことだ」という自律尊重原則と、「誤嚥や窒息事故を防止することは良いことだ」という無危害原則との間にみられる対立である。一方で、これらの食品の摂取は必ずしも誤嚥性肺炎の発症の予防に資するとは限らないという報告も多い。さらに、これらの食品は栄養密度が低下することから[5]、低栄養を引き起こし[6]、サルコペニアに起因するさらなる嚥下障害の重症化を招く可能性もある。さらにいえば、好まれない食事の摂取は、患者の食思不振を招き、ひいては摂取量の低下を招く。これらの問題を避けるために、摂食嚥下機能の評価を的確に行うことや、過度に安全重視にならないように、患者本人の preference（好み）を把握した、きめ細やかな対応が求められる。

6 | 支援の場の違いによる倫理的問題

1）病院における食支援

　病院においては、嚥下障害患者に対して、経口摂取の再開や食形態の常食化を行おうとする際に、誤嚥や窒息のリスク回避を考慮するあまり、経口摂取が禁止されたり、嚥下調整食で対応されたりする場合が多い。病院が主体となった過度な安全重視的対応といえる。

　特に、急性期の病院においては、制度上の人員配置や食のケアにあてる時間の制限があり、これらは、一般に病院における食べることの支援に制限が出てくる原因にもなっている。

　一方で、専門職が多く配置されている回復期や生活期における病院や施設であるからこそできるケアもあると考えられ、本人の嚥下機能に合わせた嚥下調整食の提供や、適切な食事介助方法"skill feeding""careful hand feeding"が実践できる側面もある。

2）在宅における食支援

　在宅においては、「食」を生活の一部としてとらえるために、経口摂取の再開や継続によるリスク、食形態の固形化によるリスクを重要視する無危害原則よりも、患者の意向を重視する自律尊重原則を重んじる事例が多い。患者の意向を重視することが、患者のQOL向上により寄与するという考え方である。

　しかし、自律尊重原則をただ前提とするのではなく、適切な医学的エビデンスをもって危害のレベルを評価し、患者本人や家族と共有するべきであり、その根拠を考慮したうえで、十分に話し合って意思決定を支援する必要がある。

　在宅という住み慣れた環境で、共感を示してくれる家族が関わる食支援は、本人に安心感を与え、そしてそれは、本人だけでなく家族のQOL向上にも寄与する可能性がある。しかし、在宅療養中の摂食嚥下障害患者に対する支援は、病院や施設と比較して圧倒的に専門家の関与が乏しいのが現状である。また、過度の家族への期待は、介護負担となりうることにも配慮が必要である。

7 | Comfort feeding only（CFO）[7]とは

　重度認知症における胃ろうを含む経管栄養に関しては、生存期間を延長しないという報告は多い[1, 2]。また、「本人は食べたい気持ちがあるのに、病院の方針で食べさせない」状況が続くことは、本人だけでなく、はたから見ている家族にとってもつらいものである。時に、人としての尊厳が損なわれていると感じる人もいるであろう。

　そこで、Comfort feeding only（CFO）という考え方が提唱されている。CFOとは、嚥下機能に配慮した食事の提供や適切な介助"skill feeding""careful hand feeding"をしつつ、「食べること」の主目的を栄養摂取とするのではなく、本人の楽しみを目的とする"楽しみのための食事"を意味する。

　本ケースでは、話し合いの結果、経管栄養チューブを抜去したうえで、本人の覚醒レベルに合わせて、「食べられるときに食べたいだけ食べる；Comfort Feeding」の方針とした。

　Comfort Feedingは、本人・家族のQOL、well-beingの改善向上に焦点を当てた緩和ケア的アプローチComfort Care（Measures）Onlyの実践の一つであるといえる。

各 論

8 | 食べることの意思決定支援と意思決定後の支援

1）病院における意思決定支援

　本ケースは、自宅に帰ってきたことで、経口摂取の試みを開始できた事例であるが、病院からは、半ば強引に食べることを目的に自宅退院してきてしまった事例でもある。本来ならば、そのような家族の意思決定に対して、病院の関連職種が適切に関わり意思決定プロセスを支援する必要があった。

　「家族は禁食の理由、経管栄養で対応することなど説明を受けたが、同意したかよく認識のないままに、経管栄養チューブが挿入されていた」場面は、適切なインフォームドコンセントができていたとはいい難い。

　また、主治医に「何か食べてはいけないのか」と何回か問い合わせるも、「食べたらまた肺炎になるのは明らかなので食べるのはあきらめるように」と言われ、家族は納得がいかなかった状況は一方向性のコミュニケーションであり、適切な意思決定支援とはいい難い。

2）在宅における意思決定支援

　家族は、「口から食べさせたい」「本当に食べられないのか知りたい」という思いから、生きることを優先する「口から食べずにこのまま経管栄養で過ごす」「経管栄養チューブはやめて胃ろうにする」という選択肢、本人の意思を尊重する「経管栄養チューブを抜去し、口から食べられるだけ食べる」を選択肢として考え、摂食指導を専門とする歯科医師に助言を求めた。

　歯科医師の助言は、嚥下機能の低下があるが、食形態を限定し、安全に配慮した状態での一部経口摂取は可能であること。しかし、それだけでは十分な栄養を摂ることは困難であること。また、経口摂取は誤嚥性肺炎などのリスクをともなうということであった。これらの助言をもとに、多職種よりなる在宅支援チームによる意思決定支援を受けた。

　本人のこれまでの考え方や価値観から、現在の意思を推定し、経管栄養チューブを抜去したうえで、本人の覚醒レベルに合わせて「食べられるときに食べたいだけ食べる；Comfort Feeding」の方針とした。

　また、本事例では、決して長い期間ではなかったが、経口摂取を行うことが可能となり、代理判断を担った娘や妻にとっては、納得した結果となり、「やれることはやった」という満足感を得ることができた。これは、本人が亡くなった後の悲嘆からの回復の手助けになった。こういった意思決定支援の実践は、まさに緩和ケア的アプローチの重要な要素であるといえる。

　医療者も、無危害原則（肺炎を起こさない）だけに偏るのではなく、本人にとって何がしあわせなのか、何が最もよいQOLなのかを考えることが必要であろう。

3）意思決定後の支援

　家族は、どのような選択をしたとしても、常に悩んだり後悔したりするものである。それは、命に関わる選択には唯一絶対なものはないからである。

　「口から食べさせて肺炎になり死なせてしまった」という苦悩もあれば、また反対に、最期まで食べることがかなわなかった事例では、「死ぬ前に何か少しでも食べさせてあげたかった」という後悔がともなう。

医療ケアチームは、「食べるために自宅に帰ってくること」や、「肺炎のリスクがあっても食べること」の意思決定支援に関わるだけでなく、意思決定の後にも継続して家族を支える姿勢が必要である。

意思決定に対して「悔い」を残さないためには、いくつかの選択肢について、そのメリットおよびデメリット、起こりうる結果や予後について十分情報を提供し、患者本人の考え方等すべてを勘案して話し合い、選択してもらうといったプロセスが、倫理的に適切であることを理解してもらうことである。「本人のことを思って、本人のために何がいちばん良いことなのかを、皆で考えて決めたのだ」という、意思決定内容だけでなく、その決定プロセスに関する満足感が、今後、家族の気持ちが揺らぐことなく、介護を続けることができることにつながる。

9 まとめ

口から食べることで、本人の QOL、家族も含めた QOLs（quality of lives）が高まる。

食事は1日3回、休むことなく繰り返される。本来食事は、何より楽しい時間である。しかし、食べることを禁じられた人との食事は、家族にとって"地獄の時間"に変わる。であるからこそ、少しでも口から食べているという事実は、本人の QOL だけでなく、家族の QOL（＝ QOLs：quality of lives）を高めることになる。また、最期まで食べたという記憶は、見送った後のグリーフケアにつながったと考えている。本症例は、摂食嚥下障害患者に対する在宅における緩和ケア的アプローチの実践となった。「食べることは、支える人を支える」といえる。

（菊谷　　武）

【参考文献】

1) Murirel R. Gillick, M.D.：Rethinking the role of Tube Feeding in patients with Advanced Dementia -Hebrew Rehabilitation Center For Aged, Boston. The New England Journal of Medicine, January 20: 206-210,（2000）.
2) Thomas E. Finucane, Colleen Christmas, Kathy Travis：Tube feeding in Patients with Advanced Dementia – A Review of the Evidence. JAMA, 282,（14）: 1365-1370,（1999）.
3) Maeda K, Koga T, Akagi J.：Tentative nil per os leads to poor outcomes in older adults with aspiration pneumonia. Clin Nutr. 2015.
4) Ortega O, Martin A, Clavé P.：Diagnosis and management of oropharyngeal dysphagia among older persons, state of the art. J Am Med Dir Assoc 2017; 1: 576-582.
5) Wright L, Cotter D, Hickson M, Frost G.：Comparison of energy and protein intakes of older people consuming a texture modeified diet with a normal hospital diet. J Hum Nutr Dietet 2005; 18: 213-219.
6) Shimizu A, Maeda K, Tanaka K, Ogawa M, Kayashita J: Texture-modified diets are associated with decreased muscle mass in older adults admitted to a rehabilitation ward. Geriatr Gerontol Int. 2018 May；18（5）：698-704.
7) Palecek EJ, Teno JM, Casarett DJ, Hanson LC, Rhodes RL, Mitchell SL.：Comfort feeding only: a proposal to bring clarity to decision-making regarding difficulty with eating for persons with advanced dementia. J Am Geriatr Soc. 2010 Mar; 58（3）:580-4.

● 各　論 ●

2 認知症と緩和ケア

がん治療中に認知機能障害が併発した際の療養先の選定をめぐる検討

要　旨

＊肺がんに対して経口分子標的薬を用いた治療中に、認知機能障害が進行したケースである。

＊がん薬物療法が進歩し、治療の負担を軽減しつつ長期の生命予後が図れるようになる一方、認知機能障害等の他の加齢性の疾患が併存する事例が増えてきた。がん診療連携拠点病院と地域包括ケアによる支援が連携し、がん・非がんを問わず包括的な支援を提供することが望まれる。

＊高齢がん患者が増加するなかで、意思決定能力が低下していく患者が増え、がんと併存疾患を踏まえた今後の見通しを検討し、意思決定支援に役立てることが必要である。

キーワード

悪性腫瘍、認知症、セルフケア、緩和ケア

■ ケースの概要

　70 歳代の女性、肺腺がん（術後再発）。高血圧の既往があり、かかりつけ医で加療を受けていた。生活状況は、5 年前に夫が死去した後は独居で過ごしている。長女（50 歳代）がおり、車で 30 分ほどの距離のところに夫と子ども 2 人と住んでいる。日常生活は自ら対応できており、介護保険も申請していなかった。

　X − 3 年、市民検診で右上葉の異常陰影を指摘された。精査の結果、右上葉肺がん（腺がん）の診断にて右上葉切除を受けた。

　X 年 1 月に頭痛あり、頭部 MRI にて脳転移・がん性髄膜炎と診断された。遺伝子検査で遺伝子変異を認めたため、担当医は延命・QOL の向上を目的として、本人・家族の同意のもと、オシメルチニブ（タグリッソ®）[注] による治療を開始した。

　オシメルチニブ投与を開始後、転移巣・髄膜炎像ともに著明に縮小・消失した。その後、内服を続け、2 回ほど脳内に小さい転移巣は出現したが、γ-knife による放射線照射により消失した。また、他臓器への転移は出現しなかった。

　X ＋ 2 年、薬物療法を継続しているうちに、内服もしばしば飲み忘れたり、娘に電話をした後にかけたことを忘れてかけ直してくる、などがあった。認知症の疑いがあり、精神腫瘍科に精査目的で紹

────────────────

[注] EGFR 遺伝子変異陽性の非小細胞性肺がんに対する経口薬

介となった。

精神腫瘍科で精査をしたところ、MMSE 19/30（カットオフ値は23点）、近時記憶障害のほか、実行機能障害を認めた（認知機能障害については、頭蓋内再発の際に精査をし、MMSE 27/30であった。軽度認知機能障害として経過観察となっていた）。

日常生活を確認すると、好きだった買物をしなくなり（自発性の低下）、火を消し忘れることもあった。このまま独居での生活は難しいことも危惧されたため、食事や家事など日常生活に支援を入れたほうが安全との話し合いになった。

支援について家族と話し合ったところ、娘は仕事もあり、ときどき見守りに訪れることは可能なものの、日常的に見守ることは難しいとのことであった。施設の入所についても検討したが、がん治療中の施設入所は管理が困難であること、抗がん治療を中止すれば検討は可能との返事であった。

他の支援方法を検討するために、多職種によるカンファレンスを要請し、担当医、がん相談支援センター相談員（医療ソーシャルワーカー）、退院支援看護師、緩和ケア認定看護師、精神科医、公認心理師が参加した。

カンファレンスでは、まず医学的な状況から確認を進めた。肺腺がんの経過や分子標的薬により制御が良好であること、薬物療法にともなう手足症候群（手掌や足の裏などの紅斑やしびれ、皮膚の割れ、爪周囲の炎症などを生じる）に対するケアが支障となっていること、日常のケアが確保されれば抗がん治療は継続が可能であることを確認した。精神医学的な問題では、がん薬物療法中に認知機能の低下が徐々に進行し、初期から中等度にかかる認知症の段階であること、意思決定能力は部分的に低下をしているが、文章で説明する・要点を絞るなどの工夫を加えれば理解できる可能性が高いこと、段取りを組む能力が落ちており（実行機能障害）、セルフケアや痛みの管理、緊急時の対応を確保するうえで、助言が得られる環境が望ましいことが挙がった。

本人の意向については、認知症を併発してから、本人が今の状況について十分に理解をしていないのではないかとの指摘が挙がった。

社会的な支援については、介護サービス事業所に対して治療上必要な支援の情報が十分に提供されていない可能性、本人が自宅で過ごす希望があれば訪問看護のほか在宅医、デイサービス等を使用することで自宅生活を検討する余地があるのではないか、との指摘も出た。

カンファレンスでの検討を踏まえて、担当医は改めて患者に対して病状について要点を絞って説明した。説明にあたっては精神科医と公認心理師が同席し、伝え方の工夫や要点の整理を支援した。その結果、自宅での生活を続ける希望があることを確認した。

本人の意向が確認できたことを受けて、在宅医・訪問看護を交えて改めてカンファレンスを開催した。当初本人は自宅に他人が上がることに抵抗を感じていたため、訪問看護から段階的に試しながら進めることとなった。

その後、週3回の訪問看護のほか、治療状況を共有し受け入れ可能なデイサービスを確保した。手足症候群に関しては、皮膚科専門医の協力を得て、訪問看護によりケアを実施し、在宅での加療を続けている。

各　論

■ 4 分割表をつくってみる

医学的事項	本人の意向
・70 歳代女性 ・肺腺がん再発、脳転移放射線治療後 ・認知症（初期から軽度）：ADL 部分的な低下、服薬管理、食事の準備、緊急時対応は独力では困難（助言を要する） ・分子標的薬は効果があり、脳転移以外の再発はない。平均ではあるが年単位の生命予後が期待できる。 ・認知症はアルツハイマー型認知症の可能性が高い。ADL の低下まで 1，2 程度であることから進行は平均的。一般に高度に進行し、誤嚥等生じるまでには 3-5 年。 ・がんか認知症か、どちらが余命を決めるのかははっきりしない。	・「受けられる治療はしたい」（再発発見時） ・現段階では説明はされているが、服薬の管理等の問題についての認識は確認していない（ニコニコと「そうかい」とうなずくがそれ以上の深掘りをしていない） ・療養場所については本人への説明はまだ ・意思決定能力については、部分的だが、がんの薬を内服することが大事とは理解している。 ・認知能力に合わせた説明はまだ実施していない。紙に書く、要点を絞る説明で、リスクとベネフィットを伝えることは可能かもしれない。
QOL	周囲の状況
・本人の意向は未確認 ・現在までの治療中は（独居になった後でも）施設に入所したいとの話は娘とはなかった。 ・日常生活の楽しみは買物、近所の友人とのやりとりがある。	・娘は治療を希望するも、支援は週 1 回程度が限界 ・介護施設では分子標的薬内服中の入所は困難 ・ほかの介護手段については未検討 ・在宅医と訪問看護はある。分子標的薬の有害事象管理については未打診

■ このケースにどのような倫理的論点がありますか？

（1）がん治療の判断は適切だったのか

（2）本人の意思を尊重するためには、どのようにするのが良いのか

（3）本人の認知能力を最大限引き出し意思決定できるように支援するためには、どのような方法があるのか

（4）本人の「治療を続けたい」という意向と、「治療中の患者を受け入れられない」という医療介護体制の問題に、どのように対応するのが望ましいのか

（5）がん治療の提供（がん診療連携拠点病院）と地域の医療・介護（地域包括ケア）が連携するために、どのような対応が望まれるのか

■ 倫理的論点を考えるために

1 医療の現状

1）分子標的薬の登場

　従来の古典的な細胞障害性抗がん薬に代わり、治療上の標的となる分子を設定し、その分子の酵素活性を阻害することで効果を発揮する薬物が開発されるようになった。

　がんにおいては、がん細胞が増殖するためには、増殖しやすい環境を獲得する必要が明らかになり、そのようながんの発生や進行に直接的な役割を果たす遺伝子を「ドライバー遺伝子」とよび、そ

の遺伝子の働きを抑えたり、「がんの環境を整える因子」をターゲットにしてがんが増殖しにくくなるようにする治療法が開発され、分子標的治療薬として急速に開発が進んでいる。

分子標的薬は、標的とする分子により有害事象がさまざまであるが、従来の細胞障害性抗がん薬と比べて、消化器毒性や血液毒性、脱毛などの有害事象は少なく、脆弱な高齢者でも治療が可能となる場合が多い。一方で、倦怠感や手足の皮膚症状など特有の症状が出ることから、有害事象に合わせたセルフケアが求められる。

2）がん治療の現状

わが国で新たにがんと診断される患者数は 98 万 856 人（2018 年）であり、そのうちの 73％が 65 歳以上の高齢者である。がんで死亡する人は 37 万 8385 人（2020 年）であり、86％が 65 歳以上の高齢者である。がんの 5 年有病数（5 年以内にがんと診断され、生存している推計患者数）は、2019 年で男性約 173 万人、女性約 140 万人であり、約 7 割が 65 歳以上の高齢者である。

がん治療を開始した後の生命予後に関しては、一定の基準を満たした 20 都道府県の地域がん登録に基づく 2009 〜 2011 年診断患者の 5 年相対生存率は、全部位では男性 62.0％、女性 66.9％であった（がんの統計 2022 年）。

3）がんと認知症・認知機能障害の併存

国立がん研究センターが実施した遺族調査（2017 年、2018 年に悪性新生物で死亡した患者の介護者を対象とした調査）では、患者に認知症の診断歴があると回答した割合は 13.3％であった。がんの治療期間においても幅があるが、治療が進むに従い、認知症の割合は高くなる可能性がある。

2 本人の意思を尊重するためにはどのようにするのが良いのか

1）本人の認知能力にあわせてわかりやすく説明する

本事例は、肺腺がんに対して年単位にわたる経口分子標的薬治療中に認知機能の低下が目立ってきた症例である。本事例のようなパターンは、分子標的薬の登場により、有害事象が少なく、かつ長期の生存が可能になったなかで初めて登場してきた。

このように認知機能の低下がある場合であっても、本人には意思があり、意思決定能力を有することを前提にして、本人の意思・意向を確認し、尊重した対応を行うことが重要である。

2）本人の認知能力を最大限引き出し、意思決定できるように支援するためにはどのような方法があるのか

「認知症の人の日常生活・社会生活における意思決定支援ガイドライン」では、意思決定能力について、「本人の個別能力だけではなく、意思決定支援者の支援力によって変化する」と記述されている。支援者には本人の残存能力を活かすことができるような働きかけが求められている。

認知症でしばしば伴う記憶障害や実行機能障害に対して、それぞれの障害を理解し、それに応じた支援方法を工夫することができる。

各　論

　例えば、記憶障害に対しては、

・重要な点を紙に書き、本人がいつでも確認できるようにする

・本人の発言も本人または他人に残してもらい共有する

等の工夫がある。

　実行機能障害に対しても、

・想定される今後の生活の変化について、具体的に例示をしてイメージをつけやすくする

・治療方法が複数ある場合には、本人の価値観を踏まえて、2～3程度にしぼって比べやすくしながら提示する

・メリットやリスクを表にして比べやすくする

・複数の検討が必要な場合には、何を選択してもらいたいのか、何の意向を確認する必要があるのか、など段取りを明確にし、一つずつ検討を進めることができるようにする。例えば、単にオープンクエスチョンで尋ねるだけではなく、決めにくいときにはクローズドクエスチョンを援用する

などがある。

3）多職種による検討を繰り返す：早期から生活を知る在宅医療スタッフや介護スタッフを交えた話し合いが望まれる

　外来通院ができる場合、介護保険を含めた在宅での医療・介護の導入は遅れる傾向がある。院内での多職種による検討は、医療ソーシャルワーカーに入ってもらうなど可能な限り普段の生活を知る者からの視点を入れようと試みても、普段の生活を知るという点で病院内での検討には限界がある。治療が長期にわたる場合、今後の医療・介護のケアの方向性を検討する観点からも、早期からの在宅医療・介護と協働した支援体制を築くことが望まれる。

4）本人の過去に表明した意向と現在の希望が異なる場合はどう検討するのか

　認知症の進行にともない、過去に本人が表明した価値観や意向と、本人の現在の意向とが異なる場合、どのように検討をするのが良いのだろうか。

　本人が認知症による記憶障害など認知機能の変化が生じた場合、意図や思考、信条なども連続して変化をしていく。当然価値観も変化することも考えられる。一方、人は単身で生きているのではなく、他人とのやりとりのなかで本人の生活に意味を与えるもの（関係性的実存）が存在する面もある。本人の今後の生活を満たすために寄与するかどうか、整理をする必要がある。

　検討を進めるに際して、本人および家族等の本人を知る人に「今までの経緯」や「思い」、場合によっては「願い」を含めて語っていただき共有することから始めることが重要である。患者だけではなく、家族や支援者も納得のいくケアの方針を立てていくためには、支援者である家族のケアを含めて包括的に提供する必要があり、また、方針もいつでも変わりうるものとして繰り返し確認・検討することが望まれるだろう。緩和ケアの観点で重要なことは、単にルールに沿って検討し、本人の意向を尊重した治療やケアの方針を決めるということだけではなく、「どうすることが本人を大事に思うことなのか」を話し合うことである。その結果、家族が支援者として、本人のことを思い考え、本人が亡くなった後にも「本人を大切にできて良かった」と納得できたとしたら、それが望ましい bereavement care ビリーブメント・ケアにつながるだろう。

3 がん治療と認知症ケアなど支援体制上、両立が難しい課題

1）医療資源の配分の問題を意識してこなかった

　医療政策は進められているものの、すべての患者に対していつでも最善の治療・ケアを提供できる医療制度は、残念ながら存在しない。従来わが国では、医療へのフリーアクセスを確保していた分、提供できない場合を認識する機会が少なかった。

　最善の治療が提供できない場合、そこには医療の公正配分の限界があり、妥協せざるを得ない場面がある。医療の配分は、その地域が提供できる医療資源の限界の場合もあれば、本人の医療・ケアにかけることのできる金銭的余裕が限界を決める場合もある。

2）わが国の緩和ケアが、がんとがん診療連携拠点病院にとどまっていること

　緩和ケアは、海外でもがんの終末期ケアから始まり、その後にがん以外の疾患に拡大して適用され、広くエンドオブライフケアとして高齢者のケアをカバーするに至った。一方、わが国においては、1980年代にホスピスケアとして紹介・導入された後、2002年に緩和ケア診療加算が設置され、がんとAIDSに限定して緩和ケアの保険診療が認められる体制となった。2007年からはがん対策基本法のもと、がん対策推進基本計画が策定されるようになり、全国のがん診療連携拠点病院約450施設に緩和ケアチームの設置が義務づけられ、緩和ケア研修会が企画されるようになった。

　このように、わが国の緩和ケアは、一般病院においてはがん医療と統合する形で普及が進められた一方、緩和ケアチームの活動ががん緩和ケアに制限され、かつがん診療連携拠点病院内にとどまっている。在宅においては、加算はターミナルケア（dyingにおける苦痛の緩和）にとどまり、より早期から提供するには限界がある。特に高齢者ケアでは、がんとがん以外の疾患の複雑複合状態を包括的に扱う必要があるが、わが国の緩和ケアにはその視点での活動が薄い。この問題は、本書の別項（総論 p.8）で詳しく扱われるが、わが国に緩和ケアが導入された際に、がん患者の苦痛緩和と施設ケアに特化し、ホスピス・緩和ケア運動の背景にある「尊厳への配慮」「患者の権利」としての苦痛の緩和の認識が薄かったのではないかと考えられる。緩和ケアは、終末期の症状緩和という一領域ではなく、医療・ケアを提供するルール（患者の権利と医療者の義務）である点を、私たちはもう一度考え直す必要がある。

4 生命予後を規定する疾患としての認知症

1）認知症のトラジェクトリー

　認知症は、年齢や併存疾患で調整をしたとしても、生命予後を短くすることが明らかになっている。この結果は、認知症の背景疾患や発症年齢、性別で異なるものの、コホート研究で1〜4年であった。実際の臨床では、認知症の診断率が低いことから、診断時期が遅れる可能性がある。このような遅れを含めたプライマリケアにおける調査でも、60〜69歳で認知症と診断された人の、診断からの生存期間の中央値は6.7年であり、年齢が上がるにつれて短縮し、90歳代では1.9年にとどまっ

各　論

ていた。

　認知症の人は、がんや他の慢性疾患とは異なり、認知機能を中心に、日常生活・社会生活に支障をきたすという課題がある。特に認知症を有すると、その症状が進行するにつれて、自分の治療やケアに関する自己決定ができなくなったり、自分の好みや意向を表現できなくなったりする。しかし一方、認知症の経過は長期間にわたることから、他の疾患に比較して個人差が大きく、その予後を予測することは困難である。現在のところ、予後を知ることでケアが変わり、療養生活の質が向上したり、転帰の改善ができるかは明らかではない。

2）認知症の緩和ケア

　現段階では、認知症を有する人に対して、いつから緩和ケアを提供するのか、その厳密な導入基準をつくるよりも、経過の不確実性を認め、そのなかでおおよそ認知症の軌跡のどの段階かを共有し、その療養生活の質を最大限高める取り組みを行うことが求められる。欧州緩和ケア学会は、認知症を有する人に対する緩和ケアを提案している（下図参照）。認知症の緩和ケアにおいては、まず患者中心のケアを行うとともに、コミュニケーションと意思決定を共有することを重視している。あわせて、認知症の経過を通して、ケアの目標を生命予後の延長から機能の維持、快適さを確保することと変えていく。あわせて、認知症を有する人とともに、その介護者の負担の大きさとそれに応じた支援を求めている。

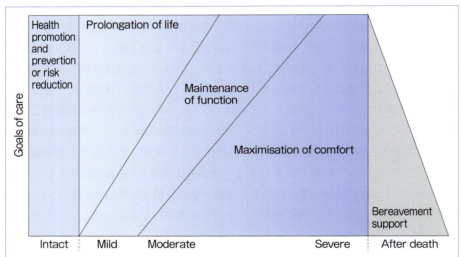

（出典　EAPC：Recommedation on palliative care and treatment of older people with Alzheimer's disease and other progressive dementias. 2013）

　認知症の人へのアドバンス・ケア・プランニングは、他の疾患と比較して、その提案時期が異なることは注意したい。欧州緩和ケア学会のデルファイ調査では、「認知症を有する人の意思決定能力にあわせた方法で、医療者や家族の支援を受けながら、自分の価値観を確認し、病気の経過の内容や結果を考え、将来のケアや医療に対する希望や目標を明確にする（私訳）」と定義している。認知症の初期の段階であっても、実行機能の障害から将来の見通しを想像することが難しくなっており、計画を立てることに苦労する可能性がある。

　①認知症の診断時からの予後は、一般に考えられているよりも短いこと

②あわせて、認知症を有する人で、実際に認知症が進行し、認知症や老衰という形で亡くなるケースは 1/3 にとどまり、多くの場合がんや循環器疾患などの急性疾患により亡くなる。認知症の人の予後や今後の生活を話し合う際に、認知症が高度に進行することを想定するだけではなく、他の急性疾患に罹患した場合も考えておく必要がある

③コリンエステラーゼ阻害薬の使用による生命予後の延長は認められていないこと、したがって薬物療法、非薬物療法を含め、認知症の治療は緩和ケアに包含されること

認知症のケアというと、認知症の症状だけが追われがちである。この点、身体機能や他の併存疾患との相互作用を考える必要性は、認知症の緩和ケアを検討するうえで重要な視点である。

（小川　朝生）

【参考文献】

1) Rait G., Walters K., Bottomley C., Petersen I. ほか：Survival of people with clinical diagnosis of dementia in primary care: cohort study. BMJ, 341：c3584（2010）.
2) van der Steen J. T., Radbruch L., Hertogh C. M., de Boer M. E. ほか：White paper defining optimal palliative care in older people with dementia: A Delphi study and recommendations from the European Association for Palliative Care. Palliat Med（2013）.
3) Xie J., Brayne C., Matthews F. E.：Survival times in people with dementia: analysis from population based cohort study with 14 year follow-up. BMJ, 336(7638)：258-262（2008）.
4) Rait G., Walters K., Bottomley C., Petersen I. ほか：Survival of people with clinical diagnosis of dementia in primary care: cohort study. BMJ, 341：c3584（2010）.
5) Carone M., Asgharian M., Jewell N. P.：Estimating the lifetime risk of dementia in the Canadian elderly population using cross-sectional cohort survival data. J Am Stat Assoc, 109(505)：24-35（2014）.

各　論

3　脳血管疾患と緩和ケア

重度障害をきたし死亡直前までリハビリテーションを行った超高齢脳梗塞のケース

要　旨

＊脳幹を含む多発脳梗塞により重度の嚥下障害、呼吸機能障害をきたした超高齢者のケースである。

＊脳血管疾患において、運動障害や嚥下障害など「障害」は大きな身体的・精神的・社会的苦痛をもたらす。脳血管診療においても苦痛緩和の視点が必要であり、障害にアプローチするリハビリテーションは緩和ケア的意義をもつ【緩和的リハビリテーション】。

＊一般的に、脳血管疾患のリハビリは機能回復を目標とした上向きの治療であると考えられているが、高齢者ではしばしば機能改善が困難であり悪化もある。患者の揺れ動く気持ちに配慮しながら、治療方針や治療のゴールに関する意思決定支援が重要である。

＊経鼻胃管自己抜去のため抑制を行ったが、最小限の拘束に留意する必要がある。

＊障害を抱える患者自身がつらさを抱え、医療者にもジレンマが生じやすい。臨床倫理の考えをもとに、多職種で患者をとらえなおす臨床倫理カンファレンスが有用である。

キーワード

超高齢者、脳血管疾患、緩和ケア、緩和的リハビリテーション、倫理カンファレンス

■ ケースの概要

　90歳代男性。高血圧症、糖尿病で投薬。重喫煙歴、肺気腫あり。

　離婚後独居。長年タクシー運転手として勤め上げ退職後無職。日常生活完全自立、家事動作含めすべて自身で行っていた。長女との関係は良好。

　202X年Y月、右延髄外側・小脳など後方循環に多発性脳梗塞を発症し入院。重度嚥下障害をきたし経鼻経管栄養管理となった。誤嚥性肺炎を複数回併発。

　Y+1月、回復期リハビリ目的にリハビリテーション病院に転院。失調、四肢筋力低下があり車椅子移動で日常生活動作全般要介助であった。嚥下機能検査で重度の嚥下障害あり。転院当初は3食経口摂取を目標としたが、経過中に誤嚥性肺炎を合併。経口摂取は少量の訓練レベルにとどまり経鼻経管栄養が必要であった。「リハビリをがんばって普通に食べられるようになりたい」と話す一方、「こんなことをしても何もならない、もう逝くだけ」と悲観的な発言もきかれた。

　高齢で重度嚥下障害症例の治療方針について、このままリハビリテーションを継続すべきか、他の治療選択肢はないかなどに関しジレンマを感じ、1回目の倫理カンファレンスを開催。嚥下改善術や

誤嚥防止術などの手術療法、胃ろう造設の適応などを含め協議された。後日の面談では、本人、家族とも侵襲的治療に対して消極的で、リハビリテーションで経口摂取の改善を追求することとなった。

　訓練を継続したが、基礎疾患に肺気腫があり喀痰多量、かつ脳幹障害に起因する重度の中枢性睡眠時無呼吸あり。誤嚥リスクのある嚥下訓練をどこまでいつまで行うかなどジレンマが生じ、2回目の臨床倫理カンファレンスを開催した。本人・家族の思いを十分聞き取ること、本人らしさを大事にできるよう関わること、が話し合われた。また、急変時対応に関する意思確認についても意見が出された。面談で「自分の足でトイレに行きたい」「普通に食べられるようになりたい」との希望がきかれた。

　肺炎軽快後、再度経口摂取訓練を再開し数口のヨーグルトを摂取。数メートルの歩行器歩行訓練で「自分の足で歩けた」と喜ぶ様子がみられた。屋外散歩で30分以上の車椅子乗車が可能となった。

　Y＋6月末に、再度重度の誤嚥性肺炎を合併し呼吸状態が悪化。せん妄によりつじつまの合わない言動を認め、経鼻チューブをたびたび自己抜去した。経鼻胃管抜去予防のため、やむなく両手抑制手袋を装着したが、嫌がり拒否することが多かった。

　本人よりみかんを食べたいとの希望あり、綿棒にみかん果汁を浸し舌のアイスマッサージを行った。みかん果汁を味わい「うまい、うまいなあ」としみじみと喜ぶ様子がみられた。

　屋外車椅子散歩で桜を眺め、療法士に桜の種類について話してきかせた。その翌日睡眠したまま覚醒せず急激に心拍が低下、永眠された。家族からは、「状態が悪くなるのをみるのはつらかったが、最期までリハビリをしてもらえてよかった」との言葉がきかれた。

　症例振り返りのため、死亡2週間後に担当者と病棟スタッフで3回目の倫理カンファレンスを行った。「機能改善できず不全感が残る」「嫌がるミトンをつけるのがつらかった」などの意見がきかれた。一方で、本人らしさを大事にした関わりを重視し取り組んだことを共有できた。

■4分割表をつくってみる

医学的事項	本人の意向
・90歳代男性 ・重喫煙歴、肺気腫、反復性誤嚥性肺炎 ・脳幹・小脳など多発性梗塞 ・重度嚥下障害（球麻痺：当初は3食経口摂取の可能性ありと判断、後半は楽しみレベルの摂食で経管栄養主体との予測）、呼吸機能障害、失調 ・経管栄養（初期は間欠的経管栄養、後半は経鼻経管栄養留置）、車椅子移動、ADL要介助	・「少しでも口から食べたい」「自分でトイレに行きたい」 ・「食べるためにがんばる」「どうせよくならない、いつあの世に逝ってもいい」との相反する気持ち ・誤嚥性肺炎合併時、全身状態悪化にともないせん妄出現 ・経鼻胃管自己抜去 ・両手抑制ミトンを嫌がり拒否 ・車椅子での散歩中、療法士に桜の話をした
QOL	**周囲の状況**
・離婚後独居、脳梗塞以前は日常生活完全自立 ・肺気腫あり、喀痰多量 ・誤嚥性肺炎を繰り返している。 ・食べられない、動けない、障害によるつらさ ・歩行器歩行訓練で数メートル歩行「自分の足で歩けた」喜び ・車椅子乗車可となった・散歩 ・経鼻胃管抜去予防のためミトンによる抑制 ・みかん果汁を綿棒で味わった「うまいなあ」	●家族：長女、孫が本人を慕い支持的に関わる。古くからの親友の面会もある。全身状態悪化、せん妄症状などを見てつらさを表出。 （死亡後の気持ち）「状態が悪くなるのを見るのはつらかったが、最期までリハビリしてもらえてよかった」 ●看護師：せん妄出現時の対応に難渋。本人が嫌がる抑制を行うことに抵抗がある。 ●セラピスト：目標設定が困難でジレンマを抱える。

各　論

■ このケースにどのような倫理的論点がありますか？

(1) 重度障害のある超高齢患者の、治療方針決定に関する適切な意思決定支援とは
(2) 病院における身体抑制について留意すべき点とは
(3) 機能改善が見込めない終末期患者の緩和的リハビリテーションの倫理的意義

■ 倫理的論点を考えるために

1 脳血管疾患における緩和ケアの必要性

　脳血管疾患では、突然もしくは急性の発症でさまざまな神経症状が出現する。歩く、食べる、話す、などこれまで当然のようにできていたことが、発症と同時に急にできなくなる。このような障害や生活上の問題は、いうまでもなく患者とその家族にとって苦痛そのものといえる。

　2017 年の厚生労働省患者調査によると、脳卒中患者数は 112 万人とされる。以前は日本人の死因の第 1 位であったが、現在は第 4 位となっている。この背景には、脳血管疾患早期治療、血管内治療など治療法の進歩、予防の浸透がある。一方、脳血管疾患患者を年齢別にみると 70 歳代、80 歳以上の高齢者が多く、要介護状態となる原因の第 1 位（18.5 ％）、認知症の原因（血管性認知症）の 3 ～ 4 割を占める。

　米国でも脳血管障害が死亡や重度障害の原因となることが指摘されている。生命を脅かし深刻な障害の原因となる脳卒中において、**患者とその家族にとって緩和ケアのニーズは非常に大きい**とし、2016 年 AHA（American Heart Association）が脳血管障害の緩和ケアに関して指針声明を発表した。声明の中で、「**重度の脳血管障害患者とその家族全例が経過を通して基本的な緩和ケアを受けられるようにする必要がある**」としている。そのために重要なこととして、患者・家族中心のケア、適切な予後予測、脳血管障害による症状の緩和、必要に応じ緩和ケアの専門家に相談することなどが挙げられている [1]。

　また 2016 年以降、脳卒中と緩和ケアに関する文献が増えている。Cowey らは脳血管疾患後の緩和ケアに関するレビューで、これらの文献を大きく 3 つのカテゴリーに分類している。このうちの一つが、**Shared decision making（SDM）**である。**自律尊重 autonomy** の倫理原則が SDM の土台となり、数ある選択肢から患者自身が適切な治療法を選択する重要性が指摘されている [2]。

2 高齢者における脳血管疾患

　高齢者の脳血管疾患では、加齢により身体機能・認知機能が徐々に低下するなか、急激に障害が加わることになる。複数の併存疾患や合併症により障害が重度かつ複雑なことが多い。高齢者は環境の変化への順応が難しく、入院環境で不穏に陥りやすい。意欲や発動性の低下、認知症の悪化がリハビリテーションの支障となることも多い。また、栄養障害・脱水症、感染症などの合併で容易に全身状態が悪化する。

　高齢者に対しては、家族による支援が不可欠であるが、老老介護、子どもたちは自分たちの生活で精一杯、もしくは遠方にいて援助が難しいなど、家族の介護力が脆弱化している社会的背景があり、

3　脳血管疾患と緩和ケア　重度障害をきたし死亡直前までリハビリテーションを行った超高齢脳梗塞のケース

支援調整に難渋する。

　さらに、高齢者ではその先には「死」があり、「生命予後」「残された期間」も考えながら現時点の障害をとらえる必要がある。これから回復が期待できる若年患者に対するリハビリテーションと同様な方策ではうまくいかないのである。リハビリテーションは、一般的には機能改善・回復を基本的な目標にしているが、機能改善が困難もしくはさらに機能低下をきたす高齢脳血管障害患者の場合、患者や家族の思い、スタッフの思い、実際の状態とのギャップにしばしば倫理的ジレンマが生じる。

3　脳血管疾患のリハビリテーション

　リハビリテーションは、「障害」や「生活」を治療対象とする「活動」を支える医学・医療である。疾患や外傷によって、またその治療過程で生じるさまざまな障害に対してアプローチし、患者の生活・社会復帰をうながす。生じている障害とその病態を診断し、改善できるよう各専門職種がチームで治療を行う。障害が残っても、残存する機能をうまく引き出して代償手段を用いる、または物的・人的環境を調整することで、できるだけ元の生活に戻ることができるよう支援する。多職種協働で家族や支援者とともに障害に取り組んで、患者の活動を支援し生活を支えるのがリハビリテーションである。疾患・外傷、それによる障害は本人にとって人生の中の出来事であり、"生活"とともに"人生"をみる視点が重要となる。

　脳血管疾患は、リハビリテーションの適応となる最も典型的な対象疾患の一つである。一般的に、機能改善を目標とする上向きの治療と考えられているが、すべてのケースで障害が消失し完全に元通りになるわけではない。リハビリテーションを行う過程で、患者やその家族は「元通りにならない」現実と向き合わざるを得ない場合がある。これは「障害の受容」という概念で語られることが多い[3]が、言葉でいうほど容易なものではない。患者たちは「少しでも良くなりたい」「元通りになれないのであれば仕方ない」といった相反する思いを繰り返し自問し、しばしば自分の思うようにならない不安や怒り、苦しみを表出する。患者自身にとって、疾患や障害は人生の中で初めて遭遇するものであることが多い。こういった精神的・感情的苦悩をもった患者や家族に寄り添い、ともに障害に向き合う、これもリハビリテーションである。しかしこの過程で、実際に予想される機能予後と本人・家族が希望する状態がかけ離れている場合、いつまで訓練を継続するのか？　リスクをともなう治療をどこまで行うべきか？　本人は自宅退院を希望するが現実的な生活の場をどこにすべきか？　などしばしばジレンマが生じる。

4　脳血管疾患における医療ケアの意思決定支援

1）意思決定能力が低下傾向にある場合の意思決定支援

　重症脳血管疾患における医療ケアとして、経管栄養、胃ろう造設、人工呼吸器管理、気管切開などの治療方針決定が問題となる。これらを行うか否かの意思決定においては、患者自身の考えや願望が重要となる。特に、脳血管疾患で倫理的ジレンマとなるのが、意識障害や失語症、高次脳機能障害などによって意思決定能力が低下し、患者自身の意思確認が十分に行えない場合が多いことである。

　脳血管疾患では、発症早期の救命・全身管理が主体となる「急性期」、リハビリテーション治療が

81

各　論

中心となる「回復期」、その後の「生活期」とで状況がかなり異なる。急性期の治療は、早急な判断を要する。医学的治療・ケアに関しても同様で、急性期には救命と機能回復のために必要な治療は積極的に導入される。例えば、経管栄養は機能予後とも関わる重要なものである。脳血管疾患では、急性期の栄養障害が機能予後に影響することが示され、意識障害や嚥下障害によって早期に安全かつ十分な経口摂取が困難な場合、経管栄養を発症早期の段階で開始することが推奨されている。

急性期治療後の回復期、生活期の段階において、例えば嚥下障害が回復せず十分な経口摂取が困難な場合に、長期的に経鼻経管栄養を継続するのか、胃ろう造設を行うのかなど意思決定が必要な場面が多い。認知機能や意思決定能力が低下傾向にある患者であっても、できるだけ本人の願望や考え方を引き出す努力は必要である。しかし、意識障害や失語症、高次脳機能障害などによって患者自身の意思確認が十分に行えない場合、代理意思決定者による判断が必要となる。

脳血管疾患において、医学的治療とその後のケアに関する意思確認が発症前に行われることは、非常に稀であるとされる。オーストラリアの脳血管疾患による死亡例を対象とした研究で、脳血管疾患発症前に ACP が行われていたのは、たったの 4％だったとしている [3]。

2）患者の「揺れ動く気持ち」を受けとめる－治療目標の設定におけるジレンマー

本症例は、延髄の嚥下中枢に脳梗塞がおよび、重度の嚥下障害を生じた。当初は改善が見込める予後予測のもと、食道入口部開大障害に対してバルーン拡張訓練などのリハビリテーションを行ったが、訓練には苦痛を訴え、本人は拒否的であった。

訓練を継続しなければ経口摂取をあきらめることになるが、本人は「食べるためにがんばる」「こんなことをしても無駄」との相反する気持ちで揺れ動く状態であった。本人の「食べる」は普通の食事を食べられるようになることであったが、すぐに達成することは困難であった。その後の経過で、実際の嚥下障害の程度は改善せず、ゼリーなど「楽しみレベル」で摂取することが現実的な目標となり、願望と現実との間にギャップを生じた。このようななか、担当療法士は本人が嫌がる治療を上を目指してこれ以上積極的に行うべきかジレンマを抱えていた。

そのような状況下で、誤嚥性肺炎を合併、喀痰多量で呼吸状態が不安定な状態となり摂食訓練を中止したが、本人は経口摂取を希望した。ここでも訓練を再開すべきか否か、ジレンマが生じた。

3）医療ケアの方針決定には十分なコミュニケーションが大切

高齢かつ重度障害の症例に対し、どこまでの治療を行うのかについては、患者と十分な話し合いをし、本人の真意を知ることが必要である。何を治療のゴールとするのか、どのような QOL を望んでいるのかについての心を開いた対話である。「リハビリをがんばって普通に食べられるようになりたい」と「こんなことをしても何もならない、もう逝くだけ」という相反する 2 つの揺れ動く気持ちから、真意を汲み取るためのコミュニケーションである。

患者は、人生において初めて対峙する身体的苦痛と感情的苦悩のために、自分自身の考え方を整理することができていない状況にある。患者の不安・心配と恐れによる混乱を理解し、それに冷静に対処し、心からの共感を示す対話が必要である。

このケースでは、このようななか臨床倫理カンファレンスを開催し、多職種でそれぞれの思いを共有し、本人の思いを傾聴すること、「本人らしさ」を大事するという方針を確認できた。

5 病院における身体抑制について

1) 経管栄養チューブの自己抜去のため身体抑制を開始

転院後、経鼻経管栄養から間欠的経口胃経管栄養法（OG 法）に変更し、経管栄養注入中以外はチューブなしの状態となった。しかし、全身状態悪化後 OG 法の継続が困難となり、本人と相談のうえ、経鼻経管栄養に変更した。最初は経鼻栄養チューブを許容できていたが、せん妄症状出現後、経鼻チューブを自己抜去するようになった。注入中に抜去されると誤嚥の危険があり、また頻回に抜去があれば、そのつど挿入しチューブの位置を確認しなければならないなどの理由から、やむを得ず手袋型抑制の開始を選択したが、装着を嫌がる、手袋をはずそうとする、スタッフを頻繁に呼ぶなどの状況を生じた。

2) 身体抑制は尊厳を損なう

安全性担保のためとしながら、本人の尊厳を損なう選択に医療者は強いジレンマを抱えた。身体抑制においては、しばしば自律尊重原則と善行原則が対立し、倫理的ジレンマをきたす。「本人の意に反する抑制をされない権利」は自律尊重原則に関わる。そして、「抑制をして誤嚥の危険を減らすこと」は善行原則に関わるが、しばしばこの 2 つの倫理原則が対立し、医療ケアチームを悩ませた。

3) 身体抑制の弊害

身体抑制は、しばしば身体的弊害（運動制限から筋力低下・関節の拘縮をきたす、心肺機能の低下をもたらす等）、精神的弊害（怒り・恐怖・不安・混乱などの心理的・感情的害悪をもたらす）、社会的弊害（医療機関に対する社会的不信感を生じ、高齢者の老年期に対する不安をあおる等）をともなうため、医療ケア専門家は安易に抑制するのではなく、慎重に対応すべきである。

4) 法も身体抑制を規制している

身体抑制などの行動コントロールは、「倫理的に、本人の自由に動き回る権利を侵害し、自律尊重原則に反するからいけない」というだけでなく、法律も、抑制をすることに対して制限を加えている。例えば、介護保険法第 88 条省令で「介護施設は、生命又は身体を保護するため緊急やむを得ない場合を除き、身体的拘束、その他入所者の行動を制限する行為を行ってはならない」としている。

なお、身体拘束ゼロの手引きにおいて、身体拘束がやむを得ない場合として、「切迫性」「非代替性」「一時性」が示されているが、できるだけ最小限の拘束にする必要がある。

最小限の拘束のためには、具体的には、①拘束の必要性と限界について考える、②自己抜去の評価・検討、③拘束を使用しなければならない際に留意すること［a) その人の尊厳に対して配慮しているか、b) その人の自律（自己決定権）に対して配慮しているか、c) その人の幸福 well-being に配慮しているか、d) その人の自立に配慮し、適切な支援をしているか］、④定期的な再評価が必要である。

では、法が規定している「介護施設」だけが対象となるのか。「病院」ではどうなのか？　最高裁まで行った有名な一宮身体拘束事件といわれている事例において、二審高裁判決では「医療機関による場合であっても、拘束は必要最小限であるべき。身体拘束ゼロへの手引きの切迫性、非代替性、一

各　論

時性の要件が参考になる……」と述べている。

5）経鼻経管栄養中止についての検討

このケースでは、身体抑制を解除するために、経鼻経管栄養中止についての検討もなされた。本人の意思確認が困難な状態だったため、代理意思決定者として長女と協議した。長女は「栄養が入らなくなるのは見ていられない。抑制をしてもかまわない。続けて欲しい」と経管栄養継続を希望した。

6）振り返り倫理カンファレンス

死後の倫理カンファレンスでも、抑制に関するジレンマについて振り返りの意見がきかれた。患者はもともと独居で自立して生活していたために、患者自身の以前の意思を推定する作業を丁寧に行えたとはいい難く、反省が残った。

6　緩和的リハビリテーション

1）機能低下する患者のリハビリテーションの方針

通常、リハビリテーションは機能回復を図ることを目標に行うが、リハビリテーションの実施にも関わらず機能低下する患者の場合、どのような考え方・対応が必要だろうか。

大田は、機能改善が期待できない右肩下がりの人へのリハビリテーションの重要性を説き、「機能の右肩下がりの評価」が必要であるとしている[5]。

2）終末期リハビリテーション

終末期リハビリテーション[6] という概念も提案されている。砂原は、著書『リハビリテーション』[7] において、たとえ植物状態になってもリハビリテーション医療は関わるべきという強い主張を述べている。リハビリテーションは、Re-habilis（再び獲得する）というラテン語が語源になっているが、人生の最終段階において右肩下がりに機能が低下する患者に対するリハビリテーションでは、機能の再獲得は難しい。このようなリハビリテーションにおいては、まさに緩和ケア的考え方が必要である。

3）緩和的リハビリテーションの倫理的意義

今回提示した症例は、脳血管疾患発症後回復期リハビリテーションの過程において機能を再獲得することが難しく、併存する呼吸器疾患を背景に最終的に死に至った。無論、最初から看取りをゴールにリハビリテーションを行ったわけではない。

「患者本人のもつ残存機能を引き出し活動につなげるには、あるいは本人の願望をかなえるためにどのようなことが必要か」「患者の大切にしていることは何か」「患者の本人らしさとは何か」「それらを保つよう支援するために、どのようなリハビリテーションやケアが必要か」。経過のなかで、こういった多くのジレンマを抱え、そのたびに倫理カンファレンスで患者の現在を整理しながら互いの思いや悩みを共有した。

家族からも、「状態が悪くなるのを見るのはつらかったが、最期まで本人の思いを大事にしてリハビリしてもらえて良かった」との言葉がきかれた。終末期における緩和的リハビリテーションは、身

体的・心理的苦痛や苦悩の軽減を図ることはもちろんのこと、リハビリテーションをする行為そのものが前向きな姿勢で希望をもつことにつながる。それがどのようなものであっても、何らかの希望（また明日のリハビリテーションを楽しみにするなど）をもつことによって、たとえ残された時間が短くても、自身の人生を意味のあるものとして考えることができ、それはまさに立ち直る力（レジリエンス）である[8]。

　また、自分がやると決めたリハビリテーション訓練を実施することは、自律が尊重された満足感と、自己のアイデンティティの保持につながる。

　医療ケアチームによる意思決定の支援と、緩和的リハビリの実践は、患者に周囲との関係性を意識させ孤独感の軽減につながり、また、本人の自立度に合わせた支援は、自立機能が低下した場合には、他人に頼ることも必要であり、自立をともなわない尊厳もありうることを理解してもらうことに役立つ[8]。

　機能の再獲得が困難で機能低下していく高齢者こそ、リハビリテーションと緩和ケア、緩和的リハビリテーションが必要ではないだろうか。緩和ケアが QOL を向上させるためのアプローチであると同様に、リハビリテーションの目的も QOL の向上であり、両者の概念は、まさに通底している。そして、治療方針決定や意思決定支援に際して、医療ケアチームでジレンマを共有しつつ、本人らしさを支えることにつなげていく臨床倫理の考え方と方法論が不可欠である。

（大野　綾・藤島　一郎）

【参考文献】

1) Robert G. Holloway, Robert M. Arnold, Clair. Creutzfeldt, Eldin F. Lewis, et al. Palliative and End-of Life Care in Stroke A Statement for Healthcare Professionals From the American Heart Association/American Stroke Association. Stroke 2014 ; 45 : 1887-1916.
2) Eileen Cowey, Markus Schichtel, Joshua D Cheyne, Lorna Tweedie, Richaed Lehman, Rita Melifonwu, Gillian E Mead. Palliative care after stroke : A review. Int J Stroke 2021 ; 16(6) : 632-639.
3) 岡本五十雄：脳卒中患者のこころのうち—障害受容とこころの推移．Jpn J Rehabil Med 2020 ; 57 : 904-912.
4) Quadri SZ, Huynh T, Cappelen-Smith C, et al. Reflection on stroke death and end of life stroke care. Intern Med J 2018 ; 48 : 330-334.
5) 大田仁史：『2040 年に向けた挑戦』を受け、維持期（生活期）リハビリテーション医療はいかに対応するか．Jpn J Rehabil Med 2019 ; 56 : 137-144.
6) 大田仁史：終末期リハビリテーション—リハビリテーション医療と福祉との接点を求めて．荘道社．2002.
7) 砂原　茂一：リハビリテーション．岩波書店．1980.
8) 箕岡真子：エンドオブライフケアの臨床倫理．P156 ～ 157．日総研出版．2020.

各論

4 循環器疾患と緩和ケア

慢性心不全患者の心不全医療ケアチームによる基本的緩和ケア

要 旨

＊心不全患者数は増加傾向にあり、高齢者心不全患者は併存疾患（代謝性疾患・動脈硬化・フレイル・認知症など）を抱えていることが多い。

＊循環器疾患の特性「経過が長く、寛解・増悪を繰り返す」「予後の予測が困難であるため、治療の限界点の見きわめが困難」「がんの末期と異なり、回復の可能性があるため、積極的治療を断念できない」に、十分に配慮した緩和ケアを考える必要がある。

＊末期であっても手術などの積極的治療のオプションがある。新しいデバイスが次々に登場し、特にLVAD（心室補助人工心臓）は Destination Therapy となる。

＊心不全緩和ケアチームのシステムづくり：基本的緩和ケア（心不全医療ケアチーム）と専門的緩和ケア（がんを中心とした緩和ケア専門チーム）のより良い連携を構築する。

キーワード

心不全、寛解増悪を繰り返す、予後予測の困難性、新しいデバイスの進歩、心不全緩和ケアチーム

■ ケースの概要

70 歳女性。ADL は自立しており、長男と同居。生活保護を受給している。診断名は、①慢性心不全（LVEF 34%、僧帽弁閉鎖不全症、三尖弁閉鎖不全症、肺高血圧（Group Ⅱ））、②慢性腎臓病 Stage Ⅳ（eGFR:22）、③2型糖尿病である。

51 歳時に、前壁中隔心筋梗塞を発症した。その後、心不全の発症はなかったが、68 歳時に、非持続性心室頻拍に対して ICD 植え込み術を施行した。69 歳時に、ICD リード再挿入術施行され、その際にリード穿孔による心肺停止となり ECMO 管理を行った経緯がある。

70 歳時に、心筋梗塞および心不全の再発となり、PCI を実施。低心拍出症候群となり、一時、IABP での管理が必要となった。幸い、ドブタミンから離脱でき、44 日間の入院を経て自宅退院となった。【ICD；植え込み型除細動器、PCI；経皮的冠動脈インターベンション、IABP；大動脈内バルーンパンピング】

退院 1 ヶ月後、自宅での食事の塩分量が多く、心不全の再増悪のために入院となった。その後は半年間で 3 回の入院を繰り返したことから、Stage D 心不全の終末期状態と判断された。循環器主治医は今後の療養の調整や意思決定支援について、緩和ケアチームにコンサルトした。

医学的な状況評価として、心不全に対する薬物療法が再検討された。薬剤以外の介入の余地とし

86

て、在宅酸素療法、ASV に加え、心臓リハビリテーションの継続や服薬アドヒアランスの向上、食事管理の重要性を多職種で見直した。【ASV；マスク式人工呼吸器】

　本人の意向は「自宅に帰りたい」と語り、理由は「自由に過ごせるから」であった。同居の長男は、「自宅では醤油を使ったり、こけたりすると思うが、本人はこれまで好きなように生きてきたし、可能な範囲で好きにさせてあげたい」と話した。遠方の長女へは電話で状況を共有し、退院時共同指導には電話で参加した。

　退院時共同指導では、
・再入院時には緩和ケア科で入院を対応する
・心不全治療の余地があれば、適宜、循環器内科と治療内容を相談する
・体重増加時には、一時、ドブタミンを投与することが妥当かもしれない
・生じうることとして、急なショック状態や呼吸不全があり、治癒困難な状況と判断した場合は医療用麻薬の使用、および症状緩和を目的とした鎮静薬の使用を考慮する
等を確認した。

　その後、自宅で過ごしていたが、再度心不全増悪し、救命困難な状況となり病院で亡くなった。亡くなる前に ICD の除細動機能を停止した。

■ 4 分割表をつくってみる

医学的事項	患者の意向
・70 歳女性。ADL 自立 ・#1 慢性心不全、#2 慢性腎臓病、#3 Ⅱ型糖尿病 ・51 歳；心筋梗塞、58 歳；非持続性心室頻拍で ICD 植え込み術、59 歳；ICD リード穿孔による心肺停止で ECMO 管理、70 歳；心筋梗塞心不全の再発のため PCI、IABP ⇒ 44 日間の入院後、自宅退院 ・退院後 1 か月〜 6 か月；心不全再憎悪のため 3 回の入院 ・治療抵抗性の Stage D 心不全（最大限の薬物療法の介入） ・在宅酸素療法、ASV、心臓リハビリ、食事管理などを多職種で実施 ・循環器医師は緩和ケアチームにコンサルト ・退院時共同指導→自宅→心不全再憎悪→病院にて死亡 ・死亡前 ICD の停止について議論が必要	・心肺停止後の集中治療を要する状態から回復した経験がある ・「自宅に帰りたい」「自宅で自由に過ごしたい」 ・これまでも自由に生きてきた ・厳密な塩分制限は困難
QOL	**周囲の状況**
・心不全を繰り返している（治療抵抗性の Stage D 心不全） ・自宅で自由に過ごせることは本人の QOL 向上に寄与 ・心不全悪化時の症状緩和も含めた対応が必要 ・強度の強い心不全治療を行っても回復困難な状況は想定される ・身体症状だけでなく家族も含めた心理的な負担などに対してもケアが必要な状況	・長男と同居、生活保護 ・長女は遠方に住んでいる ・長男、長女ともに心配ではあるが、本人の意向に沿った対応をしたいと考えている ・退院前共同指導など退院支援に取り組むことはできる医療体制 ・循環器部門と緩和ケアチームの連携が可能

各 論

■ このケースにどのような倫理的論点がありますか？

（1）心不全という不可逆性の判断が困難である病態のなかで、本人および家族の意向に沿った診療はどのようにあるべきか？
（2）重症急性心不全の状態で救急搬送されるたびに、救急外来で対応する医療者としては、どの程度の治療強度で医学的介入することが倫理的に妥当なのか？
（3）このケースでは、亡くなる直前にICDの除細動機能を中止した。現状、除細動機能の停止については議論されること自体がまだ少ないが、その倫理的に妥当な手順やタイミングとは？
（4）心不全緩和ケアチームのシステムづくり：循環器医師からなる基本的緩和ケア（心不全医療ケアチーム）と専門的緩和ケア（がんを中心とした緩和ケア専門チーム）のより良い連携方法とはどのようなものか？

■ 倫理的論点を考えるために

1 慢性心不全の疾患特性

1）増悪と回復を繰り返す

人生の最終段階に直面する慢性心不全患者に対して緩和ケアを提供するうえで、心不全の疾患特性を理解することは非常に重要である。特に病みの軌跡（trajectory）はしばしば悪性疾患と対比して示されるが、心不全を含む臓器不全による疾患の最大の特徴は「急激な増悪と回復を繰り返す」ことである（図4-1）。

2）予後の予測が困難

今回の増悪に治療介入をすることで、どの程度の回復が見込まれるか事前に予想することは困難である。臨床現場で直接対応する医療者は、医学的状況を評価し、治療的介入をすることでたどる経過の予測に基づいて治療を推奨し、将来に向けた対話を重ねる。しかし、予測のつきにくさが対応の困難さの根底にある。医師として「これからどうなるのか？」という質問に対して、「心不全は根治し

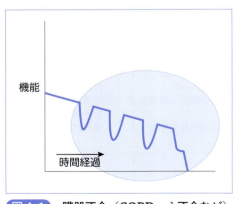

図4-1 臓器不全（COPD，心不全など）

ない進行性の疾患なので、いつかは亡くなると思いますが、それが今回の入院なのかは治療してみないとわかりません」という何とも要領を得ない説明になってしまうのである。

3）心不全治療自体が症状緩和に貢献する

心不全の疾患特性として、「心不全の治療自体が症状緩和に貢献する」という点が挙げられる。循環器医の得意とする、患者ごとの複雑な心不全の病態を理解し血行動態を改善することが、呼吸困難を直接的に改善する。逆に、心不全自体の治療をせずに、症状をやわらげることは困難である。そのため、終末期においても高強度の治療介入が考慮される。具体的にはドブタミンなどのカテコラミンや、NPPV といった集中治療室で提供されるような治療である。

こういった治療を考える際に常に我々を悩ませるのは、「どこまで治療をするのか」という問題である。先に述べたような治療は、対応可能な療養環境は限られる。これらの疾患特性から、見通しの立たないなかで症状緩和や生命予後改善を目標にさまざまな治療介入をしながら、本人の意向に沿った医療とケアになっているかを省みることに直面するのである。

2 慢性心不全の倫理的論点

慢性心不全の倫理的問題は多岐にわたるが、しばしば遭遇する問題として以下が挙げられる。

1）心不全治療の中止および差し控え─治療介入に対する期待値を大きく見積もる─

前述したように、心不全治療自体が生命予後の改善と症状緩和に寄与することが、心不全の緩和ケアにおける特徴の一つである。しかし、病状が進行するとその効果は次第に限定的になり、治療を継続することの負担も増大する。

筆者は、カテコラミンなどを投与しながら維持してきた心不全患者が、さらに病状が進行するなかで終末期せん妄が生じ、カテコラミン投与を継続するために身体抑制を要するような状況を経験することがある。患者は身体抑制を振りほどこうともがき、そのため酸素需要が高まり呼吸困難も強くなる。頻脈と酸素飽和度の低下などをきたしながら、症状緩和のためには緩和的鎮静をせざるを得ないような光景である。こうなってしまうと心不全治療を続けることで、QOL をかえって損なってしまっているとも考えられ、心不全治療をどの程度の強度で、いつまで取り組むかは個別に判断が必要になる。では、この判断はどのようになされるべきだろうか？「心不全治療によるデメリットがメリットを上回る場合は差し控えもしくは中止を検討する」というのは簡単であるが、臨床現場では実際の判断には困難がつきまとう。

通常、心不全患者は人生の最終段階に至るまでに、複数回の急性増悪を経験している。つまり、そのつど回復しており、患者にとっては治療をすることで成功体験を積んでいるのである。これは循環器医をはじめとする心不全治療を提供してきた医療者にとっても共通しており、治療介入に対する期待値を大きく見積もる要因となる。また、他領域における治療中止と差し控えと同様に、命をあきらめてしまうようなつらさもつきまとう。こういった医学的にも倫理的にも難しい判断であるからこそ、患者本人の意向に立ち返りながら多職種でのカンファレンスで議論することが求められる。

各　論

2）DNAR 指示

「心停止時に心肺蘇生を試みない」指示である DNAR 指示は、心不全患者においてもしばしば議論になる[1]。

心不全患者特有の特別な DNAR 指示というものが存在するわけではない。一方、致死性不整脈のような病態に対して電気的除細動により回復する可能性がある場合、それは心停止であるものの、DNAR 指示の文脈であるところの心肺蘇生を試みないということが正当化されるのであろうか？　この場合の電気的除細動を不整脈治療とみなすのか、それとも延命を目的とした心肺蘇生とみなすのか。医学的に同じ事象に対して、意味合いを共有する難しさに直面する。

また DNAR 指示は、それ以後の医療の質の低下や、医療の放棄を意味するものではない。DNAR 指示があっても、CPR 以外の適切な医療、苦痛を取り除くための緩和ケア、あるいは supportive care は重要である[2]。

3）植え込み型除細動器（ICD：Implantable cardioverter-defibrillator）の除細動機能の停止

回復困難な病状が予見される循環器疾患患者においては、ICD の除細動機能を事前に停止することが議論される。どの医療行為についても共通している前提として、病状や状況の変化にともない適応が乏しくなり、不利益が利益を上回るならば無危害原則の観点から中止を検討することもありうる。もともとは致死性不整脈による突然死に対しての除細動機能である。終末期とみなされる状態になった場合、予測された死の間際に除細動が繰り返されないよう、除細動機能の停止を議論することが推奨されている[3]。

4）補助人工心臓の適応

わが国において左室補助人工心臓（LVAD：Left Ventricular Assist Device）治療は、心臓移植を前提とした重症心不全患者に対して保険適応となっていた（心臓移植へのブリッジ治療 BTT）が、2021 年 5 月より心臓移植を前提とせず LVAD を植え込む Destination Therapy（長期在宅補助人工心臓）として保険収載された。高額な医療資源の投入が前提となる LVAD の適応について、どのような手続きを踏んで決定することが倫理性を担保できるのであろうか。今後さらに議論が必要となる分野である。

3 ┃ 慢性心不全患者における緩和ケア

1）慢性心不全患者における緩和ケアとは

既存の緩和ケアは、がん患者に焦点を当ててきたが、心不全の緩和ケアにおいても基本的な態度は悪性疾患に対する緩和ケアと大きな違いはない。全人的苦痛に対して、多職種で多面的にアプローチしていくものであり、また、本人の意向に沿った ACP を実践することも心不全の緩和ケアの重要な構成要素である。

一方、これまで述べてきたように、循環器疾患においては増悪と寛解を繰り返す疾患特性や、血行

動態の改善自体が症状緩和に寄与することは、緩和ケア実践の難しさの要因となる。他疾患以上に、現在行っているケアの目標や、治療強度およびケアとのバランスについて頻繁に評価し見直す必要がある。実際、カテコラミンなど血行動態に直接作用する心不全治療薬に精通する緩和ケアスタッフは多くない。そういった意味では、循環器と緩和ケアの双方のスタッフが協働して取り組まなければ、質の高い心不全の緩和ケアの実践は難しい。

2）慢性心不全患者に緩和ケアを提供する障壁

　冒頭の症例では、予後予測が困難で予見される経過が長い末期心不全患者に対し、プライマリーチームとコンサルタントである緩和ケアチームが連携しながら診療およびケアにあたったものである。循環器疾患を主病とする患者に対して、実際、緩和ケアや倫理的側面に配慮した診療が十分提供されているだろうか？　慢性心不全患者に緩和ケア提供するには、さまざまな障壁が存在する。各施設で共通して存在する障壁は以下の3点であろう。

　①緩和ケアが急性期医療と相反するように感じられる
　②緩和ケア / 倫理的課題に対応するリソースの不足
　③心不全緩和ケアへの患者・家族側の理解の不足

3）心不全緩和ケアチームのシステムづくり

　まず現時点では、心不全の緩和ケアを提供するシステムそのものがないことが問題となる。実際、地域ごと、施設ごとの実情に合わせた最適な提供モデルを考える必要があるが、その鍵は、循環器、緩和ケア、プライマリケア従事者の積極的な協力体制の構築にある。「心不全緩和ケア」においては、循環器専門家は適切な治療を提供しながらも、適切な緩和ケアのリソースを使い、自らも緩和ケアに精通する必要がある[4]。

　冒頭の症例においては、循環器チームが緩和ケアチームへコンサルトをし、継続的な協働診療体制が実現していた。こういったよりよい連携を構築するためには、心不全緩和ケアの提供状況に関する共通の課題を認識し、数年単位での取り組みを継続することが求められる。まず、課題を認識し、それに沿った目標を掲げながら地道に取り組むメンバー集めから取り組んでいただきたい。

（柏木　秀行）

【参考文献】
1）日集中医誌 2017：24：210-5.
2）蘇生不要指示のゆくえ―医療者のためのDNARの倫理、P.64、ワールドプランニング.
3）2021年改訂版循環器疾患における緩和ケアについての提言.
4）実践心不全緩和ケア、P.3、柴田龍宏、日経メディカル.

● 各 論 ●

5 慢性呼吸器疾患と緩和ケア

呼吸困難を「トータルディスニア」として とらえる全人的アプローチ

要 旨

＊呼吸困難の原因として、肺がんの他に慢性閉塞性肺疾患（COPD）、間質性肺炎、気管支拡張症、非結核性抗酸菌症など、がんではない慢性呼吸器疾患も重要である。

＊なかでも COPD は緩和ケアを必要とする疾患の 10％を占め、循環器疾患とがんに次いで多い。

＊COPD 患者では、呼吸困難、咳嗽、喀痰、喘鳴、食欲不振、低栄養、るい痩、骨格筋の廃用萎縮、疼痛、不安、抑うつ、不眠、窒息への恐怖など、さまざまなことで QOL が低下する。

＊安定している COPD 患者でも急性増悪を契機に短期間で生命の危機に直面することがあるので、日頃から治療・ケアについての十分な話し合いに基づくアドバンス・ケア・プランニング（ACP）が重要である。

＊オピオイドが呼吸困難を改善することがあるが、それと並行して療養環境を快適にするなどの非薬物的アプローチが重要である。

＊呼吸困難を身体的だけでなく、精神的、心理社会的、スピリチュアルな不快のあらわれの「トータルディスニア」としてとらえる全人的アプローチが重要である。

キーワード

COPD、高齢者肺炎、呼吸困難、トータルディスニア、オピオイド、療養環境の改善、鎮静、DNAR、倫理コンサルテーション

■ ケースの概要

　A さん、85 歳男性。COPD。元教師。喫煙指数 2,000（40 本× 50 年）。15 年前から禁煙。

　一人暮らしだが、市内に娘夫婦がいて往来がある。ある週末の夜に発熱と呼吸困難で娘の車に乗せられて救急外来を受診した。血液検査、レントゲン、CT など一通りの検査から肺炎と診断され、そのまま呼吸器内科に入院することになった。抗生剤で入院 3 日後には画像でも改善があった。若い主治医は抗生剤のチョイスが正しかったと喜んだが、本人は「息が苦しい」と言う。そのうちに「食べるともっと苦しくなる」と言って病院食に手を付けなくなった。治療指針に詳しい主治医は、経口のモルヒネ塩酸塩を頓用で試すことにした。ところが患者は飲まない。飲まないで「苦しい」と言う。酸素は「鼻が乾いて嫌だ」と言う。呼吸苦の原因がわからない主治医は不機嫌になり、「軽く鎮静するか」と言い出した。「軽くても、それはちょっと……」と思った病棟の看護師が、倫理コンサ

92

ルテーションに電話をしてきた。すぐにナースステーションで倫理カンファレンスを開くことになった。主治医の「モルヒネ」「鎮静」という言葉から、緩和ケアチームの看護師にも加わってもらった。

＜倫理カンファレンスの場面＞

鎮静を口走ったばかりにお咎めを受けるのかと勘違いした主治医は、最初からけんか腰だ。

主治医：がんでなくても呼吸苦に対するモルヒネはガイドラインで推奨しているでしょ？　効くと思って処方したのに。ガイドラインのことも説明した。それなのに飲まないで苦しいって。他にやりようがあったら教えてくれよ。忙しいんだし。

緩和ケアチーム看護師：どうして飲まないのでしょうね？

主治医：知らん、そんなこと。

病棟看護師：一昨日Ａさんのところにモルヒネを持っていたら「絶対に嫌だ」って。それで「どうしてですか？」って聞いたら、「モルヒネを飲まされるようになったらおしまいだ」って。それで「えっ？」って聞いたら、「家内はモルヒネのせいで頭がおかしくなって死んだ。見てられなかった。あんなふうには絶対になりたくない。モルヒネを使うくらいなら一気に死なせてくれ」って。悲しい顔をしていた……。

主治医：そんなにしゃべるのなら、苦しくないんじゃない？　本当は。

倫理コンサルテーションチーム：カルテに「DNAR」ってあるけれど……。

主治医：入院の日に救急外来でとってくれたから。

緩和ケアチーム看護師：本人が、ですか？

主治医：さあ……。

病棟看護師：娘さんが「悪くなっても人工呼吸器は使わない」みたいな書類にサインさせられたって、後でＡさんにいったみたい。

緩和ケアチーム看護師：今もそんな状態ですか？

主治医：治ってきているし。たぶん死なない。死なせない。

病棟看護師：DNARは「本人の意向」のところに書くのかな……。でも「適応はない」みたいに娘さんが言われたのなら、「医学的適応」なのかな……。

迷ったので、4分割表の中央に大きくDNARと書いてぐるぐる丸で囲んだ。

緩和ケアチーム看護師：あとで聞かされたＡさんは、びっくりというかがっくりきたと思う。もうダメなのか……って。そして亡くなった奥さんのことを思い出して、死ぬにしてもあのような死に方だけは嫌だって、モルヒネで自分が自分ではなくなるのは絶対に嫌だって思ったんだと思う。几帳面で一人で暮らしてきたＡさんのような人ならなおさら。それで食事も喉も通らないっていうか。「苦しい」って呼吸だけじゃないと思う。

各論

■ 4分割表をつくってみる

医学的事項	患者の意向
・85歳男性。 ・発熱と呼吸困難で救急外来受診 DNAR 指示。 ・COPD 急性憎悪・肺炎のため呼吸器内科入院。 ・重喫煙者（喫煙指数 2000）→ 15年前から禁煙 ・抗生剤にて肺炎改善傾向あるも「食べると息が苦しい」と食事拒否 ・「酸素は余計に苦しい」（酸素飽和度は問題ない） ・主治医は呼吸苦に対してガイドラインに沿ってモルヒネ塩酸塩を処方するも、患者は服用拒否。 ・主治医より鎮静の提案。	・モルヒネ拒否「モルヒネを飲まされるようになったらおしまいだ」「家内はモルヒネのせいで頭がおかしくなって死んだ。モルヒネを使うくらいなら一気に死なせてくれ」と悲しい顔。 ・几帳面な性格、元教師
QOL	**周囲の状況**
・一人暮らし ・肺炎は改善傾向あるも呼吸苦を訴える ・病院食に手をつけない ・院内トイレ歩行だけ。 ・モニター装着（手の自由なし） ・終日臥床、無気力	・娘夫婦；近所に住んでいる ・妻の死の際、モルヒネに対して悪いイメージ ・主治医；患者とのコミュニケーションがうまくいっていない ・主治医のモルヒネ処方や鎮静の提案に対して、医療ケアチーム内でコンセンサスがとれていない ・倫理カンファ、倫理コンサルテーションの実施 　看護師「苦しいって呼吸だけじゃないと思う」

■ このケースにどのような倫理的論点がありますか？

(1) なぜ患者はモルヒネ使用に対して強い拒否を示したのか？　患者に対する共感は十分だったのか？　モルヒネ使用や鎮静の実施は患者の QOL 改善に役立つのかについて、十分なコミュニケーションがなされたのか？

(2) 医療ケアチーム内でコンフリクト（鎮静する／しない）が生じた理由は何だったのか？　コンフリクトを解決するためにはどのような話し合いが必要か？

(3) 肺炎の客観的所見と患者の訴えとが乖離して見えるのはなぜだろうか？

(4) DNAR 指示を出したプロセスは倫理的に適切だったのだろうか？

■ 倫理的論点を考えるために

1 緩和ケアと高齢者の慢性呼吸器疾患

　WHO（世界保健機構）は、緩和ケアを「生命を脅かす病に関連する問題に直面している患者とその家族の QOL を、痛みやその他の身体的・心理社会的・スピリチュアルな問題を早期に見出し適切に評価を行い対応することで、苦痛を予防し和らげることを通じて向上させるアプローチ」（WHO 2002年、緩和ケア関連団体会議定訳 2018年）と定義している[1]。

　緩和ケアは、がんの苦痛を対象に広まってきたが、WHO の定義にその言葉がないように、本来はがんに限定するものではない。高齢者の慢性呼吸器疾患の緩和ケアで、肺がんは患者数においても重要だが、慢性閉塞性肺疾患（COPD）、間質性肺炎、気管支拡張症、非結核性抗酸菌症など、がんで

94

5 慢性呼吸器疾患と緩和ケア　呼吸困難を「トータルディスニア」としてとらえる全人的アプローチ

はない慢性呼吸器疾患の患者も呼吸困難、抑うつ、不安、不眠など多様な症状に苦しみ緩和ケアを求めている[2]。WHPCA（世界ホスピス緩和ケア連合）は、世界で緩和ケアが必要な2000万人のうちCOPDの割合は10.26％で、循環器疾患とがんに次いで多いと報告している[3]。COPD患者では、呼吸困難、咳嗽、喀痰、喘鳴、食欲不振、低栄養、るい痩、骨格筋の廃用萎縮、疼痛、不安、抑うつ、不眠、窒息への恐怖など、さまざまなことでQOLが低下する。ただ、非がんの慢性呼吸器疾患の患者の身体機能は増悪を繰り返しながらなだらかに下降していくので、がんの場合と違って、いつが終末期なのかの判断が難しい[4]。安定しているCOPD患者でも、急性増悪を契機に短期間で生命の危機に直面することがあるので、日頃から治療・ケアについての十分な話し合いに基づくアドバンス・ケア・プランニング（ACP）が重要である。

2 患者と家族と医療者を支える緩和ケア

　緩和ケアは、もはや治療が奏功せず死ぬ間際になったときにせめて苦しさだけでもとるために麻薬で眠らせるものと思い込んでいる人がいるかもしれない。だが、緩和ケアは万策尽きてからのものでは決してない。WHOが宣言するように、緩和ケアは「苦痛を予防し和らげることを通じてQOLを向上させるアプローチ」なのである。アクセントが「向上させる」にあるように、緩和ケアは「どう死ぬか」ではなく「どう生きるか」を考える。厚生労働省は「がんと診断された時からの緩和ケア」を推進しているが、私たちはこれを「病院に来た時からの緩和ケア」と読み替えてもよい。それでも十分ではないかもしれない。もっと積極的に「いつでもどこでも緩和ケア」といってもいいだろう。緩和ケアは、病気の種類やステージや療養場所を問わない。いつでもどこでも患者・家族と共にあろうとする。

　緩和ケアは専門家だけの仕事ではない。誰かがつらそうにしていたら、私たちは見て見ぬふりはできない。きっと「どうしたの？」と尋ねるだろう。「つらいね……」と声をかけるだろう。言葉にならなくても、手を握ったり背中をさすったりするだろう。それはすでに緩和ケアである。他者へのいたわりや共感の心は、すべての人に備わっている。

　緩和ケアは、「痛みやその他の身体的・心理社会的・スピリチュアルな問題を早期に見出し適切に評価を行い対応する」ための総合力なのである。麻薬の処方には詳しいが他のことには関心がないようでは、緩和ケアを実践することはできない。したがって、緩和ケアは必然的に多職種のチーム医療の形をとる。連携はチーム内にとどまらない。本当の緩和ケアチームなら、主治医や病棟スタッフとも連携する。もし緩和の専門家だからこそ求められるものがあるとすれば、それは多職種からなるエキスパート集団をただの寄せ集めではなく、息の通った一つのチームにするリーダーシップだろう。

3 コミュニケーションに関する問題点

　倫理的論点で立てた「なぜ患者はモルヒネ使用に対して強い拒否を示したのか？」や「モルヒネ使用や鎮静の実施は、患者の真のQOL改善に役立つのかについて、患者と、あるいは医療者間で十分なコミュニケーションがなされたのか？」という問いは、緩和ケアの本質に関わる。

　患者の心情に配慮しながら思いに耳を傾け、今後の治療方針に関する十分な情報を提供し、本人の自律を尊重すること。それこそが緩和ケアの実践において最も重要なことである。患者の思いに対し

各 論

て共感をもたない言葉のやりとりは、一方的な空回りに終わる。本人にとって最もよい QOL とは何なのか？　本人にとって何がしあわせ（well-being）なのか？　医師が医学的に正しいことを主張したとしても、それが患者にとって良いこととは限らないことに気づかなければならない。

医療者は、自分の価値観・正義感に邁進するのではなく、患者の揺れる心に思いをはせて、立ち止まり振り返るゆとりをもちたい。そうして生まれる丁寧なコミュニケーションの積み重ねこそが実りあるアドバンス・ケア・プランニング（ACP）であり、エンドオブライフケアを豊かなものにする。

4 呼吸困難―「トータルディスニア」という考え方―

呼吸不全は、低酸素血症（動脈血酸素分圧 < 60 Torr）として客観的に定義されるが、呼吸困難は「不快な感覚」と定義されるように、あくまでも主観的な症状である。呼吸不全が呼吸困難をもたらすことは多いが、両者は同じではない。COPD が進行して呼吸不全の状態なのに、呼吸困難を感じないこともある。逆に、呼吸不全ではないのに息が苦しいと訴えることもある。本ケースでも、肺炎の客観的所見と患者の訴えとが乖離していた。それに気づくことが重要なのである。診察所見と一致しないからといって、よくわからない患者とか面倒な患者で済ませてはならない。

もし患者に「胸が痛い」と言われたらどうするだろうか？　心電図を見るかもしれない。胸部レントゲン写真を撮るかもしれない。だが、例えば会葬の参列者に「胸が痛い」と言われて救急車を呼ぶ人はたぶんいない。私たちは「痛い」にたくさんの意味を込める。だから病室からの「痛い」というナースコールが、「怖い」だったり「寂しい」だったりする。同じように「息が苦しい」や「息が詰まる」という言葉も、常に身体症状に連結しているわけではない。その人が置かれている精神的、心理社会的、スピリチュアルの不快な状態をあらわすことがある。むしろそのほうが多い。

呼吸困難を感じるメカニズムには、「発生」「認知」「表出」の３段階があると考えられている。そのうちの「認知」と「表出」が大脳高次機能に関わることから、呼吸困難は過去の経験、不安、社会文化的影響などの修飾を受けて多面的で大きな個人差をともなうということが理解できる。呼吸困難は、医学生物学的であると同時に人文社会学的なことなのである。その複雑さを踏まえた「トータルディスニア Total Dyspnea」という考え方は、緩和ケアが苦痛を「トータルペイン」としてとらえるのと同じように、呼吸困難に対しても、単に身体的な側面からだけでない全人的アプローチとしての緩和ケアをうながす[4]。看護師の「苦しいって、呼吸だけじゃないと思う」という言葉が、如実にこのことを示している。

5 オピオイドの使用と療養環境の改善

医療者は緩和ケア研修会などを通じて、がんに関連する呼吸困難にはモルヒネ塩酸塩が効くことを学んでいる。だが、非がんの呼吸器疾患に対しては、まだ保険適応がないこともあって絶対に使ってはならないものと決めている医師もいる。非がんでもモルヒネ塩酸塩や他のオピオイドが呼吸困難を緩和することは古くから知られており、「進行した慢性閉塞性肺疾患（COPD）や間質性肺炎、慢性心不全の患者の難治性呼吸困難に対してオピオイドが有効なケースがあるので、使用を推奨する」としているガイドラインもある[5]。ただし、これは難治性呼吸困難の全例にオピオイドを使えということでは決してない。慢性の呼吸困難に対しては徐放性製剤を飲み続けても効果はないとする研究報

告[6] もあるように、一口に難治性呼吸困難といっても、原因の疾患は何なのか、いつからなのか、どのように悪化しているのか、ADLはどうなのか、どのようなことで困っているのか、患者一人ひとりが違っている。4分割表を書くとそのことに気づくはずだ。医師には「医学的事項」が同じに見えたとても、「患者の意向」「QOL」「周囲の状況」までも同じという人は誰ひとりいない。難治性呼吸困難という言葉だけを取り出して、ガイドラインが推奨すれば「しなければならない」と短絡するのではなく、あるいは推奨しないなら「してはならない」と決めつけるのでもなく、患者一人ひとりに合わせてガイドラインを活用したい。

そもそも「難治性」とあるのは、オピオイドを処方するのは他にさまざま試みてからということを意味するはずである。不快な療養環境を放置したまま、呼吸困難をオピオイドで抑え込むのはよくない。腕に点滴が24時間。指には酸素飽和度モニターが24時間。これではペットボトルも開けられない。箸を持つこともできない。寝返りも打てない。枕もとでは心電図が点滅し続けている。カーテンで仕切られて外が見えない。そのうちに死んだ妻の姿が見えるようになるだろう。私たちはこうした状況を、「息が苦しい」とか「息が詰まる」という。そのようなときでも、頬に風を感じるとさわやかな気持ちになることがある。窓の外の景色を見て深呼吸したくなることがある。好きな音楽を聴くと心が穏やかになる。誰かがそばにいると気持ちが楽になる。呼吸困難に対する非薬物的なアプローチは、オピオイドの脇役ではないし気休めでもない。これこそがケアの本質なのである。

倫理カンファレンスのことを聞いた緩和ケアチームの理学療法士は、Aさんに外の景色を見せたいと思った。病棟スタッフと相談して、手始めに車いすで廊下に出てみようということになった。主治医が車いすを押した。そして酸素飽和度モニターをはずした。看護師はベッドの向きを変えた。娘さんはAさんが好きなジャズのCDを持ってきた。壁には家で使っていたカレンダーを貼った。Aさんはまもなく歩いて退院した。結局モルヒネは一度も使わなかった。

もしあのときに倫理カンファレンスがなされなかったら、どうなっていただろう？「息が苦しい」が心のSOSだということに気づかなかったら、どうなっていただろう？　自分の知識ではどうにもならなくなった主治医は困り切っていた。もしかしたら、本当に鎮静したかもしれない。鎮静しなくても苦しいといわれれば、モルヒネを増量せざるを得なかったかもしれない。そのうちにAさんはせん妄になったかもしれない。身体を抑制されたかもしれない。いわゆる「ベッド塞ぎ」になって、療養型の施設に移されたかもしれない。もしそこで亡くなっても、主治医は気にとめなかったかもしれない。

6 DNAR指示－倫理的に適切なDNAR指示の出し方―

DNARは医師が出す指示だが、その根拠は患者本人の意思にある[7]。だが、本ケースのように肺炎などの高齢者が受診すると、その日のうちに患者本人ではなく付き添ってきた患者の子や配偶者が医師からDNARを告げられることがある。DNARでないと現場が混乱するからということらしいが、重篤な患者はDNAR「扱い」にするよう看護師が医師に求めることもある。だからといって治療が差し控えられることはなく、多くは適切な治療を受けて軽快して退院するとしても、それは倫理的に適切なDNAR指示の出し方なのだろうか。

治る保証がないからDNARと思っているのかもしれない。そうしないと回復の見込みがなくなっても、さらに高度な治療を要求されるかもしれない。死ぬなんて聞いてないと非難されるかもしれな

各論

い。だから後で揉めないように家族等と最悪のシナリオを共有するためというかもしれないが、これでは治療を始める前から一方的に終末期を宣言していることになる。終末期なのだから治らなくても自然のなりゆきだし、もし治れば自分たちの治療が良かったということにできる。どちらにしても、感謝こそされ責められることはないということなのだろうか。

今や医師や看護師は、インフォームドコンセント（IC）を「もらう」とはいわないで、IC を「する」というが、コンセント（同意）「する」のは患者であって、医師や看護師ではないはずだ。「する」IC は対等な話し合いではなく、医療者からの一方的な説明でしかない。このようなことにも違和感がない現場では、DNAR も本来の意図から逸脱して患者本人不在のまま医療者にとって都合の良い免罪符になってしまう。だが、DNAR はそのような便利な言葉ではない。Do Not Attempt Resuscitation（蘇生を試みないでください）の各単語の頭文字を並べたものなのである（そもそも DNAR をフルスペルでいえる人はどのくらいいるだろう）。医療者は、これが禁止の依頼ないし命令文だということを知らなくてはならない。そして誰が言っているのか？　なぜそのようなことを言えるのか？を本気で考えなくてはならない。

7　倫理コンサルテーション─見方によって見える姿が違うことに気づく─

A さんの肺炎を診ている医師と、肺炎の A さんを看ている看護師がいた。同じ「みる」でも「診る」と「看る」は同じではないから、どちらもモヤモヤする。だがそれはすばらしいことなのだ。見方によって見える姿が違うことに気づくとき、患者は絵のような平面ではなくつらさを抱えながら生きる立体になる。

モヤモヤは鮮度が命だ。だから倫理コンサルテーションには、御用聞きとしての腰の軽さと即応性が求められる。ただし、それは当事者になり代わって答えを見つけてあげる便利屋になることではない。倫理コンサルテーションは、当事者が自ら解決できるように支援・アドバイスするためにある。だから医療者には一緒に悩んで欲しいと思っている。気づかないふりをして流して欲しくないと思っている。現実には今日のモヤモヤが明日にはどうでもよくなってしまうとしても、それはモヤモヤが解決したからではない。病院の忙しさの中でモヤモヤし続けるだけの気力を維持するのは大変なのだ。そのようなことで悩まないようについ自衛の心が働く。そしていつの間にかそれに慣れてしまう。「そういうことになっているから」とか「みんな言っているから」とかいうようになる。そのうちに何があっても「これでいいのだ」になってしまうだろう。

だが、「これでいいのだ」は「これでいいのか？」を経てこそいえる言葉である。それなのに、私たちは「これでいいのか？」と自らに問わなくなってしまった。与えられた問いにすばやく答えるのがスマートでよいことだと思っているかもしれないが、臨床倫理はそうではない。自ら問うことを大切にする。そして悩む。迷う。だから話し合おうとする。要領の良さよりも丁寧さにこそ価値があることを知っている。ゴールも大事だがプロセスも大事にする。だからひと手間かけようとする。丁寧な対話を病院全体に取り戻していくことも、倫理コンサルテーションの役目だろう。

8 おわりに

　医療は臨床倫理の実践である。臨床倫理は対話である。丁寧な対話のその先に、全人的なアプローチとしての緩和ケアが見えてくる。緩和ケアとは、患者の生きる意思を最期の時まで支え続ける人の輪のことである。医療者もその輪の中で育てられていく。

（鈴木　　聡）

【参考文献】

1) 厚生労働省：「診断時からの緩和ケア」について
https://www.mhlw.go.jp/content/10901000/000800331.pdf
2) 日本医師会監修：新版がん緩和ケアガイドブック. 青土社. 東京. 2017.
3) Worldwide Hospice Palliative Care Alliance. Global Atlas of Palliative Care at the End of Life. 2014.
https://www.researchgate.net/publication/288344767_The_Global_Atlas_of_Palliative_Care_at_the_End_of_Life
4) 日本呼吸器学・一般社団法人日本呼吸ケア・リハビリテーション学会合同非がん性呼吸器疾患緩和ケア指針 2021 作成委員会：非がん性呼吸器疾患緩和ケア指針 2021.
http://www.jsrcr.jp/uploads/files/Non-malignant%20 respiratory%20 disease%20 Palliative%20 care%20 statement.pdf
5) 長寿医療研究開発費（30-20）非がん疾患のエンドオブライフ・ケア（EOLC）に関するガイドライン作成研究班：非がん疾患のエンドオブライフ・ケア（EOLC）に関するガイドライン.
https://minds.jcqhc.or.jp/docs/gl_pdf/G0001274/4/end-of-life_care_for_non-cancer_diseases.pdf
6) Magnus Ekström, MD, PhD; Diana Ferreira, MD, PhD; Sungwon Chang, PhD; Sandra Louw, BSc; Miriam J. Johnson, MD, MBChB; Danny J. Eckert, PhD; Belinda Fazekas, GDip; Katherine J. Clark, PhD; Meera R. Agar, PhD; David C. Currow, MPH, PhD; Effect of Regular, Low-Dose, Extended-release Morphine on Chronic Breathlessness in Chronic Obstructive Pulmonary Disease The BEAMS Randomized Clinical Trial. JAMA;328（20）:2022-2032.2022.
7) 箕岡真子：蘇生不要指示のゆくえ. ワールドプランニング. 東京. 2012.

各　論

6 腎・透析疾患と緩和ケア

在宅医療との連携による「維持透析見合わせ」の意思決定支援

要　旨

* 本人が透析中止を希望し、繰り返す話し合いの結果、本人の願望に沿った機会透析（緩和的透析）を選択した 65 歳女性のケースである。
* じわじわと体の衰えや機能が障害される慢性腎臓病などの非がん疾患では、将来に希望をもつために、遅滞のない多職種医療ケアチームによる支援（Generalist Palliative Care）と、疾患マネージメントプログラム（保存的腎臓療法 Conservative Kidney Management；CKM など）の実施が有用である。
* 本人や家族の、それぞれの「思い」や「願い」を十分に語り合う機会を繰り返しもつことができ、患者の望む治療方針について相互に理解することができた。

キーワード

透析の見合わせ、保存的腎臓療法 CKM、緩和的透析

■ ケースの概要

　患者は 65 歳の女性で、糖尿病歴 25 年、透析歴 5 年。

　脳梗塞の既往あり、冠動脈疾患（3 枝病変、治療希望せず）も有していた。透析導入後、足趾壊疽出現，右下腿切断術。さらに上肢（左第 5 指，第 2 指）に壊疽出現（第 2 指切断術施行）。新たに右指にも壊疽が出現（黒色の壊疽状態維持）している状況である。

　透析導入時は、自立歩行により単独での通院が可能であった。血管病変の進行とともに通院困難となり、送迎サービスを利用するようになった。局所病変は進行し、手指の壊疽部は感染を繰り返し治癒困難な状態であった。また残存する手指も順に壊疽病変が広がり、担当医より完治は困難と判断された。そのころより透析以外の合併症に対する加療（糖尿病・心疾患・壊死部位の創処置）には訪問診療を利用するようになり、徐々に外出の機会も減少し、自宅にこもる傾向となった。

　このタイミングで、患者および患者家族に対して透析担当医より多職種カンファランス開催が提案され、患者本人、夫（同居）、家族（長男、次男、三男：別居）、透析看護師、訪問看護師、社会福祉士、ケアマネージャー、送迎サービス担当者、透析担当医師（後日、往診担当のクリニック医師とも面談し情報を共有）が参加した。カンファレンスでは患者の希望を自ら語ってもらい、その希望をもとに近い将来から遠い未来に向けての話し合いが進められた。

中心にすえた患者の気持ちは、「今度入院したら退院できない気がする」「このまま透析治療を継続しても、血管病変の進行は抑止できないと言われているのに…」「一緒に暮らしていた猫のそばにいたい」など、治療やケアに関する希望より、むしろ普段の人間的な生活への強い思いであった。医療者側からは訪問看護師による手指のケア、訪問入浴車の利用、団地の段差を乗り越えられる車輪の大きなリクライニング車椅子での自宅周囲の散歩、体調不良時の往診対応などのサービスの充実を組み立てた、安心の医療が提供できる体制が整えられることを伝えた。

カンファレンスでの最終的な論点は、透析治療の継続に関してとなり、この点では夫（同居）と息子たち（別居）の間で意向の解離がみられた。本人と夫は「透析を中止し自然な日常を少しでも自宅で過ごしたい」、息子たちは「送迎システム等が使えるのだから、つらい思いをさせたくないので透析治療は継続して欲しい」とのことであった。ここで透析医師より、中止時の生命予後（数日で生命に危険が及ぶ点）や継続したときの透析後の疲労感、送迎があったとしても通院自体のストレスに関して説明がなされた。次回の定期透析来院時に再度、本人・家族とともに多職種カンファレンスを開催することとなった。

予定の多職種カンファレンスは、患者、夫、家族（長男、次男、三男）、透析看護師、社会福祉士、ケアマネージャー、医師の参加により開催された。患者と家族間で十分話し合いができ、患者自身が苦痛を感じ、希望したときのみ送迎で不定期の透析治療を望んだ。透析ベッド（医療資源）確保の関係で希望に合わせて直ちに準備はできないかもしれないが、できるだけ希望に沿った対応を準備する旨、本人・家族に説明し理解いただいた。

その後週に1〜2回予約し、送迎サービスを利用し透析治療を受けた。その1か月後、朝になっても目を覚まさず、家人が在宅診療の主治医に連絡し、往診により看取りとなった。往診担当のクリニック医師より「ベッドのまわりには飼い猫が寄り添い、ご家族が集まるなかで最後の看取りの診断をさせていただいた」との報告を受けた。

各 論

■ 4 分割表をつくってみる

医学的事項	患者の意向
・65 歳女性 ・糖尿病歴 25 年、透析歴 5 年 ・脳梗塞既往、冠動脈疾患（3 枝病変、治療の希望なし） ・糖尿病性壊疽（2 年前右下腿切断術、1 年前左手 2 ～ 5 指切断、現在右手指壊疽出現） ・透析導入時自立歩行通院→送迎サービス→訪問診療 ・在宅療養（手指のケア・訪問入浴車の利用・リクライニング車椅子での自宅周囲の散歩・往診） ・透析医師より中止時の生命予後（数日で生命に危険が及ぶ点）や継続したときのメリット・デメリットについて説明 ・2 度の話し合い後、週 1 ～ 2 回の緩和的透析を実施 ・1 か月後、自宅で死亡	・「今度入院したら退院できない気がする」「このまま透析治療を継続しても、血管病変の進行は抑止できないと言われているのに…」入院生活では精神的な安楽が得られない ・医師の説明を聞き、限りある時間を理解している ・「一緒に暮らしていた猫のそばにいたい」今まで通りの慣れ親しんだ生活を希望 ・透析治療はつらい「透析を中止し自然な日常を少しでも自宅で過ごしたい」 ・話し合いの結果、自身が苦痛を感じ、希望時のみ送迎で不定期の透析治療を望んだ（緩和的透析）
QOL ・壊疽の創傷治癒の見込みが低い ・重篤な合併症を有し突然死のリスクがある ・透析治療のメリット・デメリット、および中止した場合の予後について理解したうえで、願望を述べている ・在宅で普通の生活を送ることで精神的な安楽を感じる ・死亡時、家族と飼い猫が寄り添っていた	**周囲の状況** ・透析に関して、夫は患者と同意見「透析を中止し自然な日常を自宅で過ごしてほしい」 ・3 人の息子「送迎ステム等が使えるのだから、辛い思いをさせたくないので透析治療は継続して欲しい」 ・本人・家族・医療ケアチームで 2 度の話し合いをもった ・医療チームは患者の希望する緩和的透析の要望に応えようと務めた

■ このケースにどのような倫理的論点がありますか？

(1) 今後の医療ケアに関するコミュニケーションは適切だったのか？

(2) 本人の意思を尊重するためにはどうしたらよいのか？

(3) 本人の「透析を中止して自宅で過ごしたい」と、息子たちの「透析を続けて欲しい」という願望のコンフリクトは、どのように解決されることが望ましいか？

(4) 「やる」「やらない」という all or nothing ではない選択肢である緩和的透析は、このケースの経過にどのような影響を与えたのか？

■ 倫理的論点を考えるために

1 腎疾患・透析の医学的事項

1）慢性腎臓病（Chronic Kidney Disease；CKD）について

慢性腎臓病は、腎機能の低下が続く状態のことをいう。進行すると腎臓の機能がほとんど廃絶し、最終的に透析療法や腎移植の必要な末期腎不全（end-stage kidney disease；ESKD）の状態に至る。合併症として、高血圧や心血管疾患（心筋梗塞や脳卒中など）、腎性貧血、骨代謝異常などがある。

2) 腎代替療法と保存的腎臓療法（Conservative Kidney Management；CKM）[1]

腎不全に対する治療法（腎代替療法）として「血液透析」「腹膜透析」「腎臓移植」の3つがあるが、最近では透析治療を見合わせる「保存的腎臓療法（CKM）」も選択肢の一つとなってきた。本邦での透析医療は世界的にも高水準であり、国内のすみずみまで公費負担で透析医療が提供される体制が整えられている。

3) 透析治療の現状

透析患者数は34万人に達し、日本は人口比で世界で最も多い透析患者を抱えている。透析導入患者の平均年齢は70.88歳と高齢である[2]。

透析患者の年間粗死亡率は10％ほどで、主要死因は心不全（22.4％）、感染症（21.5％）、悪性腫瘍（9.0％）であるが[3]、海外においては、患者の意思で透析を導入せず保存的腎臓療法（透析非導入）を選択する割合が、特に高齢者において一定数存在する。例えば、アメリカでは「透析の差し控え・中止」は、患者の主要な死亡原因の一つとなっている（2015年；18％）。

透析による負担には、身体的苦痛（血圧低下、シャント肢の穿刺痛、掻痒感、呼吸困難、全身倦怠感、疼痛、身体機能低下、食欲低下）、精神心理的苦痛（不安、抑うつ、睡眠障害など）があり、また、透析センターへの通院自体（3回/週、毎回約4時間程度）も負担となる。

4) 透析の見合わせ

臨床倫理においては、生命維持治療の「差し控え」と「中止」の区別は、しばしば問題となる論点であるが、透析においては、それらの区別が時に不明確である。本稿においては「透析見合わせ」という用語を使用する。「透析見合わせ」とは、透析を差し控える、または透析の継続を中止するのではなく、透析を一時的に実施せずに、病状の変化によっては透析を開始する、または再開することを意味する[4]。

2 | 治療方針に関する本人意思を尊重するためには

1) 治療方針に関する患者意思を尊重するために話し合いを繰り返す

(1) 医学的情報を十分かつ適切に提供する

本事例は基礎疾患である糖尿病のコントロールがうまくいかず、合併症として代表的な腎疾患、脳血管病変および末梢血管病変発症にまで及んだケースであり、四半世紀にも及ぶ長い経過を背景にもっていた。このように、緩徐に進行し不可逆的さらに合併症発症という負荷が重なり、身体的のみならず心的ストレスは計りしれないものがある。そのような患者に対して、共感の気持ちをもって医学的情報を提供する必要がある。

医療者からは、中止により予測される病状の変化を説明し、たとえ透析治療を見合わせたとしても、本人の希望があればいつでも再開できること、また透析中止後はその後に起こるさまざまな変化に対して必要な医療処置は提供できること、もわかりやすく説明された。

各　論

（2）終末期は、どのような基準で評価するのか

　医学的状況だけか、患者の価値観や考え方を含めるべきか。本事例の透析中止を望んでいる患者は、終末期（エンドオブライフ；人生の最終段階）といえるのか？　あるいは、終末期でなくても、透析は見合わせる（中止する）ことができるのだろうか？

　終末期の評価をする場合に、これまでは医学的 fact（事実）のみを評価の材料とすることが多かったが、海外のガイドライン[5] などを参照すると、最近では、患者の治療目標や望む QOL などの患者本人の価値観などのナラティブをも含めて、終末期の評価をすることが増えてきている。

（3）多職種協働による話し合いを繰り返す

　本ケースでは、患者本人・家族・医師・看護師・介護福祉関係者などが参加し、今後の方針について話し合いが繰り返し行われた。3 つの腎代替療法、および透析治療を見合わせた場合の保存的腎臓療法（CKM）のリスク、ベネフィットについて、生命予後も含めて、さまざまな職種からわかりやすく丁寧な説明がなされた。

（4）患者や家族の意見・ナラティブを十分に聴く

　今後の医療ケアの方針を決める際には、それが患者本人の意向に沿い、本人の残された最期の日々を満ち足りたものにすることに寄与するかどうかに焦点が当てられるべきである。

　以前は、医療者側が患者の身体状況（医学的適応条件）に合わせて透析治療の導入可否、または導入時期あるいは透析継続困難を判断し、対象者の生命維持に対する医学的事由の説明と選択肢を提示することをもって説明責任を果たしたとし、患者または患者家族からの申し出や希望を治療方針に加味する機会は希少であった。しかし、現在の医療現場では、患者や家族の意見を十分に聴き、皆が納得する協働的意思決定（shared decision making；SDM）が重要である。

　このケースにおいては、本人や家族の「思い」や「願い」を十分に語ってもらい、自分の気持ち「透析を中止し自然な日常を少しでも自宅で過ごしたい」から、透析治療の見合わせという方針を引き出した。最終的には完全な透析中止とはならず、希望に合わせた機会透析を週に何度か行うことになった。

　こういった人生の最終段階における大きな決断は、医学的根拠で決める 'あたま' でする決断ではなく、本人の人生観や価値観を含めて決める 'こころ' でする決断である。したがって、本人や家族が真意を述べやすいように、臨機応変にオープンクエスチョンやクローズドクエスチョンを使い分け、これまでの患者の人生の軌跡や生き方（ナラティブ）について理解することが大切である。

　透析の見合わせを選択した場合には，患者・家族が納得のいく緩和ケア計画を CKM にあわせて提供する必要があり、意思決定後も方針の変更はいつでも可能であることを十分伝え、家族のケアもあわせて行うことも必要である[6]。

2）今後の「生活」に関するコミュニケーション

　ACP（アドバンスケアプラニング）においては、医療ケアに関するコミュニケーションは重要であるが、今後の生活に関するコミュニケーションも重要である。実際、このケースの話し合いの際に強調されたのは、治療やケアに関する願望より、むしろ普段の人間的な生活「一緒に暮らしていた猫のそばにいたい」「自然な日常を少しでも自宅で過ごしたい」への強い思いであった。

　本人の生活に関する願望を聞き取る際には、①医療者と患者の価値観の違いに気づく（医療者は時として透析を受けることを当然と考え、「中止」した後の生活や管理のほうが大変と考えることがあ

104

る）、②本人のこれまでの生活・暮らし方や考え方を明確にする、③本人の願望を共有し共感を示す、といったプロセスを踏んでコミュニケーションを深める必要がある。

3)「在宅」という選択肢

在宅医療は、住み慣れた環境に身を置くことができ、今まで通りの日常生活を送ることで心の安定や平穏な気持ちを保つことに役立つ。それは、自己の連続性の保持や、家庭内における役割の保持に寄与し、精神的緩和ケアとして機能する。

本ケースでは、在宅で過ごすための支援として、訪問看護師による手指のケア、訪問入浴車の利用、団地の段差を乗り越えられる車輪の大きなリクライニング車椅子での自宅周囲の散歩、体調不良時の往診対応などのサービスが提供された。

また、厚生労働省は 2025 年を目処に地域の包括的な支援・サービス提供体制の構築を推進しており、高齢者の尊厳の保持と自立生活の支援を目的に、可能な限り住み慣れた地域で、自分らしい暮らしを人生の最後まで続けることができるようなエンドオブライフの過ごし方が、国策として取り組まれている[7]。

3 家族内における意見の不一致の解決

1) 決断するのには「時間が必要」

今後の治療方針について、患者と家族、あるいは医療ケアチームとで意見の相違があり、コンフリクトが生じる場合がしばしばある。コンフリクトが生じた場合には、「時間をかけ話し合いを繰り返す」「セカンドオピニオンを聞く」「合意に向けた対話を促進する」「トライアルピリオドを設ける」「倫理コンサルテーションに図る」など、さまざまな解決方法がある[8]。

このケースにおいては、息子たちは母親が透析を続けることに苦痛を感じていることは理解していたが、母親に少しでも長く生きて欲しいと考えていた。そして、命に関わる問題だけに、母親の透析中止の意向に同意するのには、自身の感情的葛藤を解決する時間が必要だったのである。それは、治療のゴールを「できるだけ長く生きる」にしていたときには苦悩しか見出せなかったが、治療ゴールを「快適なケア」「心の癒し」「平穏な日々」に変更することによって、希望を見出すことができることに理解を示したことでもある。

2) 関係者皆で時間をかけ話し合いを繰り返す

カンファレンスでの最終的な論点は、透析治療の継続に関してとなり、この点では夫（同居）と息子たち（別居）の間で意向の解離がみられた。本人と夫は「透析を中止し自然な日常を少しでも自宅で過ごしたい」、息子たちは「送迎システム等が使えるのだから、つらい思いをさせたくないので透析治療は継続して欲しい」とのことであった。

今までこの家族は、こういった今後の治療方針（ACP）に関する問題を話し合う機会をもった経験がなかった。コンフリクトの解決には、「なぜ、そう考えるのか、決断するのか」という各自の理由・思いを言葉にしてもらい、相互に理解し確認し合うことが大切である。本人でさえ、言葉にしてみて初めて自身の真意に気づくこともある。話し合いの参加者皆が、自身の考え方をちゃんと聴いてもら

各 論

えたと感じられるように、医療ケアチームによる対話のファシリテーションが必要である。

3）コンフリクト後の配慮

「中止」「見合わせ」のデメリットとして忘れてはならないのは、本人亡き後の家族の悔恨・感情的苦痛である。「透析を継続すれば、生きていられたという選択肢があったにも関わらず、選択しなかった」という苦悩である。それはグリーフケアにも関わる。「透析をしないことが本人にとって最も善いことだったのだ」と、家族が十分に納得することができなければ、いつまでも感情的苦痛に悩まされる。

したがって、話し合いに際して重要なことは、治療方針を決めるということだけでなく、家族間で心の交流をすることである。普段は照れくさくて話せなかった心の中の気持ち・思いを吐露することができること。母親のために人生の最期にする重大な決断「母親にとって、今このときに、何が最も幸福感や満たされた気持ちを導くのか」を話し合うことである。本人亡き後に「母の意思を尊重することができて良かった」と感じられることが大切である。

4 末期腎不全の緩和ケアと緩和的透析

1）腎不全の緩和ケアと CKM

ESKD（End-stage Kidney Disease）で透析を実施している場合においても、腎不全に伴う合併症（心血管系・代謝系・造血系・感染症など）の予防、腎不全の不快な症状（呼吸困難・倦怠感・浮腫・疼痛・食欲不振など）を軽減させるための医療ケア、透析にともなう不快な症状の軽減（プライミングの工夫・抗凝固薬の選択・透析時間の短縮・除水量の減量・血液循環速度の減速など）は重要だが、もし透析見合わせを選択した場合にも、ただ放置するだけでなく、**保存的腎臓療法（Conservative Kidney Management；CKM）** という考え方は重要である。

CKM は、まさに腎不全における緩和ケア的アプローチであり、SDM（shared decision making）による意思決定、併存合併症の管理、腎不全から惹起される電解質異常・自覚症状に対する薬物療法や非薬物療法（生活環境・補助療法・食事療法・心理療法など）、さらにはスピリチュアルなケアまで広く細かく実施される。このような緩和ケア計画は、社会的支援や家族的支援も取り入れ、患者本人からの聴取に加え家族・介護者からの意見も十分加味し、変化に合わせ面談等の頻度も含めて、事前に計画を立てることが望ましい。

2）緩和的透析

このケースにおいては、話し合いを繰り返した結果、最終的には完全な透析中止を選択したのではなく、本人の希望に合わせた機会透析を何度か行うことになった。本人の自覚症状がつらく、本人が透析の実施を希望したときに透析を実施するという、まさに緩和的透析という決断になった。この決定に、本人、夫、子供たちのすべてが納得し、在宅での療養を完遂することができた。

透析を「差し控える」「中止する」という選択肢だけでなく、エンドオブライフを有意義に過ごすためには、緩和的透析も選択肢の一つになるということを教えてくれた有用なケースであった。

「やる」「やらない」の all or nothing ではない選択という柔軟な考え方によって、透析中止に反対

していた息子たちも、母親の意向に賛同することができたのかもしれない。本人の苦痛・体調・気持ち（感情）に沿って、on-off が可能なこの選択肢は、本人の苦痛の状態や、その際の感情の変化に応じてフレキシブルな対応ができ、それをまわりから見ている家族にも、今後選択すべき方法が自ずと見えてきて、感情的にも受け入れやすくなってくる。

3）多職種の医療ケアチームで支える（Generalist Palliative Care）

「今、このときの」「本人にとっての」「QOL を高める緩和ケアとは何か」を、本人の立場にたって真摯に考えるために、多職種の医療ケアチームで支えることが、基本的緩和ケア的アプローチ Generalist Palliative Care である。

そして、基本的緩和ケア的アプローチは、本人にとって不都合な症状の軽減はもちろんのこと、本人の願望に沿った、より満ち足りたエンドオブライフを過ごすための意思決定支援をも含んでいるのである。

本ケースは、患者や家族が抱える苦しみ・悩み（ジレンマ）に対して、共感をもって考え、透析外来と在宅医療ケアに関わる多職種の医療ケアチームで支えることができた事例であった。

（森山　学）

【参考文献】

1) Carswell C, Noble H, Reid J, McKeaveney C: Conservative management of patients with end-stage kidney disease. Nurs Stand. 2020; 35: 43-50. Gelfand SL, Scherer JS, Koncicki HM: Kidney Supportive Care:Core Curriculum 2020. Am J Kidney Dis. 2020;75: 793-806. Parvez S, Abdel-Kader K, Pankratz VS, et al.: Provider Knowledge, Attitudes, and Practices Surrounding Conservative Management for Patients with Advanced CKD. Clin J Am Soc Nephrol. 2016; 11: 812-820.
2) 日本透析医学会統計調査（JSDT Renal Data Registry：JRDR、2020）
3) 透析会誌 54(12)：611 ～ 657，2021、花房規男、阿部雅紀、常喜信彦ほか
4) 日本透析医学会「維持血液透析の開始と継続に関する意思決定プロセスについての提言 2014」
5) Shared Decision-Making in the appropriate Initiation of and Withdrawal from Dialysis, Clinical Practice Guideline 2010, Renal Physicians Association and American Society of Nephrology
6) 日本老年医学会雑誌 55 巻 3 号（2018：7　板橋美津世）
7) 厚生労働省　2013 地域包括ケア研究報告書　平成 25 年 3 月
8) 箕岡真子、稲葉一人：ケースから学ぶ高齢者ケアにおける介護倫理. p.135. 医歯薬出版. 2019.

●　各　論　●

7	排尿支援と緩和ケア

排泄機能不全における排尿支援と緩和ケア

要　旨

＊高齢者慢性疾患をケアするなかで、排泄機能不全はしばしば遭遇する病態である。

＊排泄支援は QOL を高める緩和ケアの実践として大変重要であり、本人の願望と尊厳に配慮した方法が望まれる。

＊高齢者の多くは羞恥心や遠慮から、家族または介護者に対して排泄介助などの支援を言い出せずがまんすることがしばしばある。

＊自宅における排尿管理は、本人の意向中心ではなく、結果として家族や在宅環境に合わせたものになってしまうことが多い。

＊特に認知機能低下がある場合には、排泄の訴えや排泄支援の手段選択に関する意思を確認することが困難である。

キーワード

排泄手段（支援）の選択、膀胱留置カテーテル、時間排尿指導・間歇導尿、排泄支援チーム、排泄リハビリテーション計画、推定意思、行動・態度・表情から推測される意思、排尿管理計画

■ ケースの概要

　90 歳女性。3 年前からグループホーム入所中である。

　左大腿骨転子部骨折により入院、骨接合術となる。長谷川式認知症スケール（HDS-R）12 点、失見当識、記憶障害あり。今回の入院を契機に排尿機能不全を発症し、完全尿閉となった（放置により腎機能悪化の懸念あり）。排泄支援チーム（排泄ケア認定看護師、リハビリテーション技師、社会福祉士、泌尿器科医師）介入にて、排泄リハビリテーション計画前の排尿生理検査を施行した。排尿生理検査では、排尿意欲欠落にともなう膀胱壁の過伸展により惹起された膀胱壁のコンプライアンス低下があり膀胱機能不全に至ったと考えられた。入院中は時間排尿指導（尿意なくとも定時に排尿うながす）に合わせて間歇導尿を行い、排尿の意識化と後負荷排除による膀胱壁コンプライアンスの改善を目指し排泄リハビリテーション行うも、自立排泄獲得には至らなかった。骨折の治療が終盤に近づくと排泄管理だけでの継続入院は難しく、退院調整に向けて計画が進められるようになった。

　多職種カンファレンスを開催し、「退院後のグループホームでの排尿管理」について話し合った。参加者は、家族（長男夫婦；別居）、看護師、訪問看護師、ケアマネージャー（グループホーム管理

者にも連絡し情報を共有）、社会福祉士、医師（退院時担当医）であった。グループホーム管理者からは、「看護師の常時配置なく間歇導尿などの処置は不可能」とのコメントが伝えられた。

患者本人の意思は、認知症もあり明確に言語として確認できないため、病棟担当看護師らは、日常生活における行動や態度・表情などから本人意思を推測するほかなかったが、膀胱留置カテーテルに対して違和感の自覚があるようで、下記の問題点が提示された。

①カテーテルを触ろうとする（気にしている）

②自己抜去のリスクも否定できない

このケースでは、本来なら膀胱留置カテーテルなど使用することなく、清潔間歇導尿により生理的に近い状況で排泄管理することが望まれるが、受け入れ施設の条件に合わせてやむなく膀胱留置カテーテルを挿管したまま、希望するグループホームへの退院となった。その後は、施設から病院へ定期的なカテーテル交換による排泄管理を外来通院により継続している。

■ 4分割表をつくってみる

医学的事項	患者の意向
・90歳女性 ・グループホームで転倒、大腿骨転子部骨折で入院 ・入院時にバルーンカテーテル留置 ・骨接合術施行 ・長谷川式認知症スケール12点（中等度～やや高度認知症） ・術後、バルーンカテーテル抜去後、自立排尿なし ・排尿生理検査；膀胱壁コンプライアンス低下による膀胱機能不全 ・排泄支援チームの関与、排泄リハビリテーション計画 ・時間排尿指導、間歇的導尿	・中等度～やや高度認知症があり、意思表明が困難 ・バルーンカテーテルについて説明しても「イヤ…」と言うが、理解できているかは不明 ・バルーンカテーテルが気になるのか、触ろうとする
QOL	周囲の状況
・大腿骨骨折の治療は終了 ・自立排尿なく、時間排尿指導・簡潔導尿、またはバルーンカテーテル留置により排泄不全を回避し、尿閉症状や腎機能障害などの健康被害を回避する（清潔間歇的導尿は、最も生理的な排尿管理となる） ・バルーンテーテル留置のまま。グループホームに戻る（留置による不快感から自己抜去や、移動の際などカテーテルトラブルなど生じる危険性が高い） ・日常生活（歩行・食事など）の自立度……	・入所前は長男夫婦と同居 ・3年前よりグループホーム入所 ・骨折治療が終われば、排泄管理だけでの継続入院は難しい ・間歇的導尿が必要であるが、グループホームでは看護師不在のため、導尿処置ができない

■ このケースにどのような倫理的論点がありますか？

(1) 排泄支援における「個別性に配慮した支援」の提案

排泄支援を必要とする人は、意思表示がしっかりとできる人でさえ介護者に対して「遠慮」や「がまん」が先に立ち、なかなか自己の意思を表示できないことが多い。まして認知症などで明確な意思表示ができない人は、その意思を推定することすら困難なことが多く「本人の願望」や「個別性に配慮した排泄支援」が提供できないことがある。

各　論

(2) 意思決定と社会的背景（生活・居住環境）

家族と離れて介護施設で暮らす人には、施設の方針や人員配置の状況等により提供可能な排泄支援の幅がかなり狭くなることもある。

(3) 方針決定後の定期的評価

排泄支援の方法は一つに固定する必要はなく、本人の ADL や QOL の改善のために複数の手段を合わせて活用するなどの工夫も大切である。排泄支援の方法は決定した後も、医学的状況や倫理的視点（価値観や考え方）の変化応じて、定期的に見直す機会をもつことが大切である。

■ 倫理的論点を考えるために

1 排尿不全に関する医学的事項

1）排尿障害の原因

排泄支援が必要となる高齢者の排尿障害は、形態的障害や機能的障害、もしくはそれらの合わさった混合性の障害まで、さまざまな背景に起因する病態である。

2）機能的障害

尿の排泄に関して必要な機能は単純で、「蓄尿機能」と「排尿機能」のこの2つしかない。しかしながら「蓄尿」を機能させるためには、膀胱に尿を貯留するため膀胱括約筋が弛緩し、貯留した尿が漏れ出さないように尿道括約筋の緊張が必要となる。また「排尿」を機能させるためには、排泄路である尿道括約筋が弛緩し、貯尿場所である膀胱が収縮するため膀胱括約筋が緊張し膀胱内の排泄圧を上昇させる必要がある。つまり「蓄尿」「排尿」どちらの行為にも、同じ尿路で相反する筋肉の動きが、緊密にちょうどよい連携をとりながら機能することが必要となる。

括約・弛緩機能をつかさどる神経系へは、わずかな神経障害が発症するだけで繊細な括約筋の協調に影響をおよぼし、排尿機能障害という強い症状としてあらわれる。筋の機能は加齢変化により減退し、その影響は排泄時の筋収縮力や蓄尿時の尿道括約筋の収縮（緊張）力に如実にあらわれることになる。それらの変化は尿路機能単独であらわれるだけではなく、他の疾病に対する外科的治療または放射線治療などの影響、また神経に影響するような脳神経障害や糖尿病など内科的疾患などによっても発症する可能性がある。

3）形態的障害

形態的な異常としては、前立腺肥大症や尿路憩室、尿路の狭窄など尿路自体の問題だけではなく、同じエリアの別の臓器からの影響が関与することもある。

4）2次的排泄機能の低下

尿路・排尿機能への直接的な影響による排尿不全だけではなく、もともと罹患していた疾病の加療のため臥床期間が長くなることにより、トイレまでの歩行が困難となり膀胱留置カテーテルによる管理に至り、その状況が長引くことにより排泄機能低下におちいることもある。また、治療のため正確

な尿量を測定する目的で留置された膀胱留置カテーテルが、抜管の機会を逸して長期留置に至り、2次的に排泄機能が廃絶してしまうことにより排尿不全に至る事例も、実際の現場では見かけることが多い。

2 社会的背景と排泄支援の選択

1）排泄機能回復の支援体制

高齢者の排尿機能不全に対して、専門的な検査による治療方針の選定や、リハビリテーション等による排泄支援など、排尿機能回復の支援体制を有する施設は少なく、十分な排尿機能評価や、それにそった治療を受ける機会を得られないまま、おむつ使用や膀胱留置カテーテルによる管理が選択されることがある。

特に認知症高齢者の施設への受け入れ状況は厳しく、地域での需要と供給のバランスが不均衡となっている。さらに入所者側の経済的、社会的要件などさまざまな条件が関与するため、それらに合致する施設で提供可能な医療サービスに対して、患者の状況を合わせざるを得なくなり、退院調整看護師や医療社会福祉士は、その狭間で退院時調整に重い責務を担うことになる。このケースでも、本来なら清潔間歇的導尿により生理的に近い状況で排泄管理することが望まれたが、受け入れ施設の条件に合わせて、やむを得ず膀胱留置カテーテルを挿管したまま希望するグループホームへの退院となった。

2）排尿不全における精神的苦痛

排尿機能廃絶に至る過程で、多くの人は病状の悪化やADLの低下とともに、自身で排泄行為ができなくなっていくことを自覚していく。特に排泄行為は、他人に見られることに対して羞恥心が強くあらわれるため、徐々に人の手を借りなければ行為遂行できなくなる状況に対して、身体的にも精神的にも大きな苦痛を背負うことになる。実際、排泄不全に至った場合、家族または介護者に排泄介助の依頼が必要となるが、高齢者の多くは羞恥心から、なかなか排泄に関する支援を言い出せずがまんすることが多い。

3）排尿不全における身体的苦痛

排尿不全では、上記のような精神的苦痛だけでなく、身体的苦痛として腹部膨満（腹痛）、排尿ができない苦しみ（強い尿意）、溢流性の失禁などが認められ、また生理的には、尿の通過障害により腎後性腎不全を惹起する。そのような状態を回避するには、貯留した尿を排泄する必要があり、導尿もしくは膀胱留置カテーテルの使用などの医療処置の選択に迫られるが、その選択に際して患者の意思を確認することや意向が反映されることはきわめて少ない。

4）治療方針選択に際しての本人意思を尊重することの重要性

もちろん、一時的に苦痛や腎機能障害を回避するためには、迅速な医療処置が必要であることは理解されていることが多い。ただし急を要する状況が回避され、その後の排泄を維持するための手段を改めて選択する際に、患者本人の意思の確認が十分になされていないのが現状である。

各　論

　急性期を過ごした病院などでカテーテルが留置され、退院後の生活の場である施設や自宅に移った際、積極的に排尿管理計画が見直される機会はもたれるのだろうか。施設への入所や自宅への退院などの移動の時期は、長期にわたる排尿管理手段について十分に考慮する良いタイミングであり、医学的適応や患者および家族の意向、社会的背景を踏まえた話し合いと相互理解が必要である。また、排泄手段の選択の機会は一回きりではなく、患者本人の意思意向、身体状態や社会的背景の変化とともに、繰り返し見直しや修正が行えることへの理解があることが前提である。

3　本事例を通じての学び

1）「自分で排泄できない」苦悩・羞恥心を理解する

　加齢による身体機能低下とともにADLが低下し、「自分で排泄する」という日常生活における当たり前のことができなくなる。排泄に他人の手を借りなければならないという苦悩や羞恥心は、当事者にとって大きな心的ストレスとなる。このような本人の羞恥心に対する関係者の共感と配慮は、本人の尊厳へ配慮することにつながる。

2）行動・態度・表情から本人の選好（快・不快）を推測する

　排泄手段の選択が必要になる事由として、①排泄機能不全に対する医学的対応として、②終末期での快適さを獲得するため、③介護者の負担軽減やケアのしやすさを目的とする、などが挙げられるが、受ける側の意思が反映されることは少なく、「がまんして受け入れる」といった状況になることも少なくない。

　本来は、高齢者の心情に目を向け個別性の高い排泄支援の提供を行うため、援助の手段が適切であるかどうかを確認するために、言動だけではなく表情からも受け入れ可能か否か（「耐えられない」「がまんして受け入れる」「仕方がない」など）を読み取る必要がある[1]し、快・不快に関して適切な評価をする必要がある。今回示したケースでは、自らの意思表示が困難な状況であり、対象者の行動・態度・表情から看護師が意思を推測すべく試みていたが、認知症を有する場合は本人の意思を推測するのが困難なことが多い。

　医学的には、感染症等のリスクを回避するためにも膀胱留置カテーテルの長期間使用を避け[2]、清潔間歇的導尿が推奨されている。本ケースでは、患者本人の行動・態度・表情から快・不快の反応を確認しつつ清潔間歇的導尿による排泄管理を選択した。退院調整になり元の施設への再入所を検討するなか、入所先では清潔間歇的導尿での対応は不可能なため、尿路感染発症のリスクは否定できないものの、やむを得ず膀胱留置カテーテルによる排泄管理を選択し、以前の施設への再入所となった。

3）排泄管理手段に関する医療知識の啓発

　清潔間歇的導尿は、尿排泄障害に対して、カテーテル合併症の回避、尿路感染症の予防、腎機能の保護において有用な排尿管理法であるが、高齢者施設や在宅ではその施行率は低い。その理由として、マンパワー不足や介護者の負担のみならず、間歇導尿の認知度自体が低く、その啓発の重要性を指摘する報告もあり[3]、いまだ多くの施設では、排泄管理手段に関する医療知識や情報が正確かつ十分に行き渡っていないのが現状である。実際、本ケースのように社会的要因により排泄手段の選択肢

が限定されるようなことも多くある。

排泄手段（手法）に関しては、尿路変更手術、尿路カテーテル留置、清潔間歇的導尿、清潔間歇式バルーンカテーテルなど、さまざまな選択肢があり、専門医・看護師のみならず医療社会福祉士、施設担当者等も含めしっかりと本人および家族らと協議を行い、当事者の意思に寄り添った、「個別性に配慮した支援」の選択が行われることが望まれる。

4）排泄ケアを「緩和ケア」の重要部分としてとらえる

本症例も含め、急性期疾患の治療を終え、その後合併症や後遺症または加齢による体力の衰えにより慢性的なケアに移行するケースは、その移行期こそ臨床倫理チームの介入が重要であると思われる。なぜなら、今後の患者本人の ADL やよりよい QOL、および家族の QOL について考えるよい機会だからである。医療の方向が変わる潮目で、「高齢者の慢性疾患に対する緩和ケア」に向けた医療計画が「送り出す医療チーム」・「引き継ぐ医療チーム」・「家族そして臨床倫理チーム」により十分議論されることが望まれる。また排泄手段の選択は、当事者の医学的状況や社会環境によって変更する必要が生じることが多く、排泄手段の選択に関する協議の機会を繰り返し準備することが重要であると考える。

本人の意向に沿い、個別性に配慮した排泄ケアの選択は、本人および家族の QOL の改善に寄与することになり、緩和ケアの重要な構成要素であるといえる。人生の最終段階において、どのような対応が高齢慢性疾患に随伴する排泄不全に対する倫理的配慮に満ちたアプローチにつながるのかを熟慮することは、まさに緩和ケアの実践である。

（森山　学）

【参考文献】

1）吉本和樹　施設で排泄支援を受ける高齢者の体験　老年看護学　Vol13. No.1 2008 57-64.
2）Ann Intern Med 2015 May 5; 162（9 Suppl): S1-34. doi: 10.7326/M14-1304. The Ann Arbor Criteria for Appropriate Urinary Catheter Use in Hospitalized Medical Patients: Results Obtained by Using the RAND/UCLA Appropriateness Method Jennifer Meddings, Sanjay Saint, Karen E Fowler, Elissa Gaies, Andrew Hickner, Sarah L Krein, Steven J Bernstein
3）後藤，百万；吉川羊子；服部良平；小野佳成；大島伸一. 被在宅看護高齢者における排尿管理の実態調査　泌尿器科紀要（2002），48(11)：653-658.

【参考資料】

尿カテーテル留置と抜去の規準
Meddings J, Saint S, Fowler KE, Gaies E, Hickner A, Krein SL, et al. The Ann Arbor Criteria for Appropriate Urinary Catheter Use in Hospitalized Medical Patients; Results Obtained by Using the RAND/UCLA Appropriateness Method. Annals of Internal Medicine. 2015 May 5; 162（9_Supplement）:S1.

各論

8 神経難病と緩和ケア

▌気管切開、人工呼吸器装着、胃ろう造設を拒否した ALS のケース

要旨

* 筋萎縮性側索硬化症（Amyotrophic lateral sclerosis；ALS）をはじめとする神経難病は、原因が不明で根治的な治療法がなく、次第に障害が進行し、身体機能やコミュニケーション能力が著しく障害される。

* ALS では進行性に四肢の筋力が低下し、自力での移動や日常生活動作が困難となる。嚥下障害や呼吸障害も進行性に悪化し、人工呼吸器を使用しなければ発症から数年で死に至る。パーキンソン病関連疾患、脊髄小脳変性症、多系統萎縮症についても、パーキンソニズムや運動失調により日常生活動作が大きく制限され、進行すると寝たきりとなる。

* 呼吸筋麻痺による呼吸不全や、嚥下障害による誤嚥性肺炎が生じてきた際に、気管切開による人工呼吸器装着や胃ろう造設による人工的水分栄養補給を行うかどうか、緩和ケアの有用性などについて、患者・家族への病の軌跡や予後を踏まえた説明を行いつつ、個々の価値観や選好に重きを置いた倫理的に適切な意思決定支援が必要となる。

* 筋力の低下や関節拘縮に伴う痛み、流涎、不眠、呼吸困難などの身体的苦痛に対しては、薬物療法とリハビリテーションなどの非薬物療法やケアを積極的に併用しつつ、本人の QOL に目標を置くことが重要である。

キーワード

神経難病、筋萎縮性側索硬化症、嚥下障害、呼吸筋麻痺、胃ろう造設、気管切開、人工呼吸器の不装着

■ ケースの概要

（事例は実際の症例から一部を改変している）

70 歳女性。元クリーニング店勤務。夫（高校教師を定年退職）と 2 人暮らし。同じ市内に長女（40 歳）が嫁いでおり、小学生の孫 2 人がいる。

数年前から歩行時につまずくことが増え、近医整形外科を受診した。当初脊椎疾患が疑われ経過観察されていたが、徐々に症状が進行し、脳神経内科へ紹介。67 歳時に、筋萎縮性側索硬化症と診断された。患者はバイクに乗って単身でツーリングを趣味とするなど活発な性格であり、病名の告知を受けた際には、「自分のことは自分で決めたい」「今後の経過について詳しく知っておきたい」と希望

していた。治療についてはリルゾールの内服を開始したが、徐々に嚥下障害が生じ誤嚥性肺炎を生じたため、神経難病拠点病院に入院となった。

いったんは抗菌薬の投与で落ち着いたものの、本人は今後喀痰吸引のための気管切開や胃ろう造設を行わないことを主治医に希望し、「これまでやりたいことをやってきた。家族も納得しているので、延命のための呼吸器も水分や栄養のための管や点滴も希望しません」と意向を語った。

主治医が本人の意向を夫と長女に伝えたところ、夫は「本人からは延命処置は受けないと聞いているが、自分と長女は少しでも長く生きて欲しいと思っている。食べられないのであれば家族としては本人を説得してでも胃ろうの造設をお願いしたい」と表明した。

主治医、看護師が改めて本人に、胃ろう造設にはタイミングが重要であり肺炎を繰り返す場合には難しくなること、喀痰吸引を目的に気管切開を行うことと人工呼吸器への接続は別であること、非侵襲的陽圧換気（NPPV）の選択もあることを説明したが、本人の意向は変わらず、家族には入院前に話してあると述べるのみであった。暫定的に心肺停止時 DNAR の方針を本人の意向と確認したが、本人と家族の間で希望する方針の相違について、緩和ケアチームに相談があった。

緩和ケアチームと病棟看護師を交え家族との面談を行った。夫は「自分は教師の仕事の多忙を理由に子育てや家事をすべて妻にまかせ、それを申し訳なく思っていた。これからは妻に恩返しとして、在宅での介護もしていきたい」と述べた。長女は「母は勝ち気な性格なので人の世話になることを良しとしないのだと思う。ただ孫の成長を楽しみにしていた。それは母もどんなにかつらいか」と涙を流した。

入院後 6 か月、発語が困難となり文字盤を使ったコミュニケーションに移行していたが、本人は経口摂取に代わる中心静脈栄養についても拒否し、NPPV 装着はマスクの圧迫感に慣れず継続できなかった。

複数回緩和ケアチームが関わり、時間をかけて本人、家族との対話を重ねていったが、徐々に肺炎が重症化し、呼吸困難に対して症状緩和目的の塩酸モルヒネの少量持続皮下注を開始した。この時点で、多職種での倫理カンファレンスを行い、情報を整理した。塩酸モルヒネ持続皮下注を開始後、いったんは呼吸苦が改善し、家族と本人が直接話し合えるよう面会の場を設定することとした。家族は再度、本人に延命処置の施行を提案したが、本人は受け入れないまま数日後の夜間、急に意識レベルの低下と血圧・酸素飽和度の低下がみられた。

外勤の宿直医が緊急に気管挿管を行うべきかの判断を家族に迫ったが、その際、看護師は動揺する家族に寄り添いつつ、本人は苦しまずに最後を迎えようとしていること、同時に家族が自分の側にいることを願っていると思うと言葉をかけた。

夫と長女は、それまでの本人との話し合いを振り返りつつ、本人の意向のままに過ごすことを希望し、その 2 日後に本人は穏やかに永眠された。退院の際、家族は「本人はよくがんばってくれた。私たちも本人の側にいることができて良かった」と振り返っていた。

死去後しばらくして、自宅の机の引き出しから本人が入院前に家族へのさまざまな思いを綴った手紙が見つかったことが、風の便りに伝えられた。

各　論

■4分割表をつくってみる

医学的事項	患者の意向
・70歳女性。ADL寝たきり ・病名；筋委縮性側索硬化症、嚥下障害、誤嚥性肺炎。既往に大病なし。 ・四肢筋力低下で発症後、5年。診断後3年2か月 ・現在、誤嚥のリスク高く経口摂取は困難 ・末梢点滴500mL/日 ・呼吸苦、不眠、背部痛あり ・神経内科主治医、看護師より緩和ケアチームへコンサルト ・嚥下リハビリ施行していた ・コミュニケーションはまばたきで文字盤を使用するのが疲れのため短時間のみ ・褥瘡のリスクあり体位変換が必要 ・胃ろう造設、喀痰吸引のための気管切開、人工呼吸について議論が必要 ・非侵襲的陽圧換気（NPPV）は装着時の苦痛が強く継続困難 ・徐々に呼吸困難が生じ、塩酸モルヒネ注6mg/日で開始、少し楽になった ・せん妄なし	・喀痰吸引目的の気管切開も胃ろう造設も希望しない ・将来的にも人工呼吸器の装着を希望しない ・「これまで好きにやれてきたし、悔いはない」 ・何事も自分で決めたい性格。 ・「家族に対しては入院前に話して了解を得ている」 ・活発な性格でバイクツーリングに行っていた ・言い出したら聞かない意思の堅いところがあると（長女） ・病気の説明や治療の選択肢も自分で聞いて決めたい。 ・夫や長女への思いや関係性はやや情報不足 ・大病をわずらった経験はないため、過去に同様の選択での経験はない。
QOL	**周囲の状況**
・もし気管切開をした場合、喀痰の排出困難による苦しさは改善しうる。 ・人工呼吸器の接続や胃ろうの造設などで延命を図る場合、孫の成長を楽しみにしている分の関わりは可能になる。夫は自宅で介護をする意欲があり、在宅療養への移行も可能になる。 ・呼吸困難の症状は塩酸モルヒネ持続皮下注で緩和されつつあるが、死への不安や不眠、不動にともなう痛み、スピリチュアルペインなどの苦痛は今後も続くと思われる。 ・本人の意向に沿って人工呼吸器不装着の場合、予後は週の単位から日の単位。逆に装着した場合には胃ろうの造設もできれば年単位以上の余命がありうるが、現場では呼吸の状態や肺炎の程度から、胃ろうの造設はできないかもしれない。 ・夫や長女の延命の希望に対して本人も揺れている可能性があり、最後まで苦痛の緩和だけでなく、意向が変わることにも配慮していく必要がある。	・元クリーニング店勤務、夫と2人暮らし ・市内に嫁いだ長女（40歳）あり、孫2人 ・入院前に介護保険申請なし ・夫は本人に対してこれまで負担をかけたと自責の念あり、これから家事や介護に協力すると言っている ・本人と家族の関係は良好に見えるが夫に対してはどこか冷めた印象 ・ツーリングに夫とは別にいっていた。親しい友人については？ ・長女は母の性格を思うと延命治療を断る意思は堅いだろうと話すが、一方で娘として長生きしてほしい、孫の成長を見て欲しいとの思い（つらさ）あり ・気管切開、人工呼吸器や胃ろうについて夫や長女はどこまで理解しているか？

■このケースにどのような倫理的論点がありますか？

（1）神経難病における気管切開と人工呼吸器の装着を拒否する本人の価値観は、尊重されるべきだったのか？

（2）本人と家族の間で生命予後に関わる治療の選択において対立を認める場合には、どのような話し合いのプロセスが倫理的に妥当なのか？

（3）ALS患者の人工呼吸器接続を差し控える選択をした場合、療養期間を通じ身体的苦痛の緩和に対して準備しておかなければならない緩和ケアのスキルは何か？

（4）神経難病緩和ケアチームのシステムづくり：脳神経内科医師からなる基本的緩和ケア（緩和ケアチーム）と専門的緩和ケア（がんを中心とした緩和ケア専門チーム）のより良い連携方法とはどのようなものか？

■倫理的論点を考えるために

1 神経難病（特にALS）の疾患特性と緩和ケア

1）ゆるやかに、しかし確実に身体機能が低下する

　ALSを含む神経難病の病の軌跡（Illness trajectory）の特徴は、病気の原因が不明で治療が困難であり、確実に身体機能が低下していくことである。一方、その進行の速さには大きな個人差がある。多くの場合、四肢の筋力低下から発症するが、嚥下障害や呼吸障害などの球麻痺症状が急速に進むケースでは、発症後2〜3年で気管切開などの処置を受けなければ生命の危険に直面する（図8-1）。

2）球麻痺症状による障害

　多くの場合、早期に**嚥下障害**や**呼吸障害**が生じるため、喀痰排出困難による咳嗽や**痰のからみ**による窒息、**誤嚥性肺炎**などが生じやすい。そのため、適切な時期に胃ろうの造設や気管切開を行うかどうかを話し合う必要がある。また、カフ（咳）アシストのように排痰を援助するマスクを使用するなどの方法も有用である。

　嚥下機能検査や、動脈血酸素飽和度、呼吸機能検査などを行い、低酸素に対してはCO_2ナルコーシスに注意しながら少量からの**酸素投与**を、**呼吸困難感**に対しては少量の**塩酸モルヒネ投与**を開始することで対処する。そのうえで、究極の呼吸困難緩和手段である気管切開下の人工呼吸管理に移行するかどうかの選択を、患者の事前の意向だけでなく揺れ動く心情にも配慮しつつ、繰り返し話し合

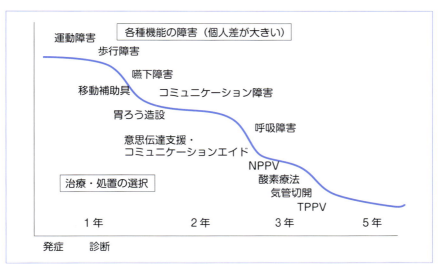

図8-1　ALS（筋萎縮性側索硬化症）の経過と選択しうる治療・処置
（徳田英弘：エンド・オブ・ライフを支えるための疾患の知識. medicine 10月2018年より引用改変）

各　論

い、意思決定支援していく。

　流涎に対しては、美容上だけでなく唾液の垂れ込みによる誤嚥性肺炎や窒息のリスクもあることから、抗コリン作用のある薬剤であるオキシブチニン（ポラキス錠）やイミプラミン（トフラニール）、院内製剤としてスコポラミン軟膏の乳様突起への塗布を用いる場合もある。

3）身体的な苦痛の進行

　ALS では、全身の筋力の低下の一方で感覚神経や自律神経の障害はともなわないため、種々の身体的苦痛を持続的に感じることが大きな問題になる。初期より**痙性（つっぱり、筋硬直）、痛み、呼吸困難、身の置き所のなさ**などの身体的苦痛が生じ、徐々に悪化する可能性がある。**痙性**に対しては、つっぱり感や筋硬直による痛みが主体の場合にバクロフェンやチザニジン、ダントリウムなどを使用する。歩行可能な段階で使用する場合には、膝折れによる転倒と骨折のリスクに注意する。また、関節の拘縮の予防には、リハビリテーションによる介入がきわめて重要である。

　ALS 患者の感じる痛みの原因は多岐にわたるが、その多くが不動にともなう伸展した筋膜の固着が原因の**筋・筋膜性疼痛**である。これらの痛みに対しては、アセトアミノフェン、非ステロイド消炎鎮痛薬（NSAIDs）、モルヒネやトラマドール製剤、慢性疼痛に適応のあるフェンタニル経皮吸収薬などのオピオイド鎮痛薬を使用することも多いが、多くの場合は難治性である。そのため、特に筋固縮と痛みの強い局所に生食を注入し筋膜の固着をリリースする手技や、トリガーポイントとよばれる特に疼痛の強い部位に 25 G 注射針を用いて少量の局所麻酔薬を注射する手技（トリガーポイント注射）などを行い、また、リハビリテーションで可動域や筋膜の柔軟性を維持するような非薬物的介入が有用である。

4）コミュニケーション障害の進行

　発声や筆談によるコミュニケーションが困難になることが確実に予想されるため、早期から文字盤やパソコンを用いた意思伝達装置などの使用に習熟する必要がある。軟口蓋の挙上がうまくできず鼻咽頭が閉鎖できないことで声が鼻にぬけてしまう場合は、鼻をつまんだりクリップで鼻を挟むなどの処置が有用な場合もある。また、近年は事前にデータとして収集した自分の声を、音声技術によって再生するソフトウェアも開発されている。それにより、気管切開によって ALS 患者が声を失う前に残しておいたその人の声で、入力された文章を読み上げることもできる。

5）在宅療養の継続や長期入院先の確保

　ALS では次第に障害が進行し、身体機能やコミュニケーション能力が著しく障害されるため介護負担が大きく、進行すると胃ろう管理や人工呼吸管理が必要になるなど、医療依存度や看護負担も大きい。そのため、指定難病医療費助成の手続きや、かかりつけ医・保健所等の難病担当保健師への相談、介護保険を利用できる場合（40 歳以上）はケアマネジャーへの相談など、社会福祉のリソースと積極的につながる必要がある。それにより、さまざまな在宅医療のリソースや介護者の負担軽減を含めた制度の利用、レスパイトや長期入院（入所）の希望を含めた適切な選択が可能になる。また、ALS 協会やボランティアスタッフなどのインフォーマルな支援が得られる場合もあり、これらの情報も提供できる体制が重要である。

2 | 神経難病における倫理的論点と緩和ケア

1）神経難病においては診断時からの緩和ケアと意思決定支援が重要である

　ALS のように原因が不明であり、現状では根治可能性が乏しく、進行性に身体的、社会的な機能やコミュニケーションが困難になっていく神経難病は、その診断を受けること自体が大きな精神的苦痛をもたらす。そのため診断の告知にあたっては、本人の情報開示への意向を確認し、タイミングを見はからい、心理的・感情的な配慮を欠かさないようにする必要がある。また、病名告知後すぐに今後の治療方針についての決定を迫ることは、受け入れる側にとって容易ではなく、それぞれの価値観や選好、病の軌跡を理解するまでの経過や家族介護者の意見なども参考にしながら、慎重に話し合っていくことになる。

2）症状緩和や生活の質向上のための取り組みが常に必要である

　病状が進行してきた場合の症状緩和は、拘縮予防のためのリハビリテーションや、呼吸補助、痛みへの対処など多岐にわたり、患者の生活の質（QOL）に直結する重要な支援である。身体的苦痛だけではなく、ALS と診断された患者と家族の気がかりには、今後身体的な苦痛が増すのではないか、耐えられないような症状には対処してもらえるのだろうかといった不安がある。

　それらの不安や気がかりに対して、定期的に積極的な苦痛の聞き出しにつとめ、IPOS（Integrated Palliative Care Outcome Scale）などの生活の質にフォーカスした包括的評価ツールを用いることが推奨される。これは患者報告型アウトカム（PRO：Patient Reported Outcome）の一つであると同時に、ケアの質を保つための指標としても有用である。

　倫理的な視点に立つなかでは、その人ごとの QOL を少しずつ「見える化」していくことが、日々の医療介護において重要であり、病の経過における身体的・精神的苦痛について系統的な評価や対処ができる**基本的な緩和ケア的アプローチ（Generalist Palliative Care）**が、神経難病の診療には求められる。

3）話し合いのタイミングを大切にしつつ「これからの生き方」と「医療の選択」について繰り返し話し合う

　ALS 患者の多くは、診断後から「**難病とともに生きる苦悩**」と「**死を前にした苦悩**」という 2 つの大きな苦悩をかかえて生きることを余儀なくされる。そのような苦悩の狭間で、胃ろうや気管切開、寝たきりになってからも人工呼吸器を装着して生きるかどうかなどの生命に関わる意思決定を迫られることは、他者に想像しがたい困難であると推測される。例えば「自分の力で呼吸が難しくなったらどうしますか？　気管切開をして延命治療を希望しますか？」などの問いを投げかけるのみで、本人の病状の理解や認識、本人にとっての大切な価値、気がかりや恐れを確かめることなく決定をうながすことは望ましくない。

　どの病気にもいえることではあるが、病の軌跡を踏まえた予測に立って「そのとき自分はどうするか」を事前に決めることは、**誰にとっても容易ではない**。常に未来は不確実なものであり、自身の病状だけでなく周囲の状況も想定したものとは異なり、本人と家族介護者の認識や自身にも説明のできない感情などによって、現実の**選択は変わりうる**からである。

各　論

したがって、医療者に求められるのは、単に厳しい病名や病状の告知から治療の選択肢提示に進むのではなく、病とともに生きる過程でどのような日常生活を送ることができるのか、どのような支援が必要なのか、などの生活の質をイメージした情報提供や、選択肢ごとのメリット、デメリットを丁寧に説明する姿勢である。そのうえで、人生において**何が大切なのか、何を恐れ、不安に思うのか、支えとなるものは何か、引き換えにできない能力について考えはあるか**（「声が出なくなるのならば生きている意味がない」など）、**受け入れられる延命治療の範囲**（「喀痰の吸引に適した気管切開を希望するが、人工呼吸器への装着は希望しない」など）、**家族との話し合いの経過はどうか**、など患者ごとの治療やケアのゴールを明らかにしていく話し合いが必要である。そのうえで、そのゴールにそった選択肢を本人が選び、医療従事者や家族がそれを尊重することが「悔いのない人生の選択」に結びつく。

また、人工呼吸器の使用などの生命と人生に関わる選択肢を最終的に決めるのは本人であるべきだが、家族や介護者の心情や関係性には十分配慮すべきである。例えば、急激な状態の悪化で本人が意思表示できない場合に、一方的に家族に**代理での意思決定を迫るべきではないが**、本人を最もよく知るものとしての価値観の代弁者となることはできるため、「このような状況であればご本人は何というと思われますか？　良かったら一緒に考えていただきたいのですが」と問いかけ、本人にとっての最善を考え方針を決定していく。

このように神経難病の緩和ケアに携わる医療者には、多くの語りをもとに個々の生活歴や人生の文脈に沿い歩くような姿勢が求められる。「自分は何が好きなのか、どんな自分であることがしあわせなのか」という「これからの生き方」に沿った選択が形成できるよう、患者・家族と医療介護者が双方の情報を共有し話し合うプロセスが**共有意思決定**（SDM：Shared Decision Making）であり、推奨されるプロトコールである。

3 ┃ 事例をもとに考える

1）家族内における意見の対立

冒頭の事例の場合、倫理的に大きな論点であったのは、**本人の意思決定が家族の意向や希望と異なっていた点**である。あたかも、本人が寝たきりになってからの生活において延命の基本となる医療的処置をすべて拒絶したように見え、それが「もっと長く生きて欲しい」「在宅で介護をすることも了解している」と考えた家族の意向や希望と対立したのである。

このような場面で重要なことは、本人の「意向」の背景にある「価値観」につながる情報を少しでも多く医療者や家族などの関係者で収集し、それによって見えてくる「背景」「真意」を理解することである。

2）本人の意向の背景を明らかにする

事例では本人の「これまで家事にはいっさい関わらなかった夫が介護するというが、自分の思うようには世話してもらえないだろう」「夫の介護を受けながら過ごす自分は自分らしくない」「自由にツーリングに行くなどしていた自分は楽しいこともあったし、それを許容してくれた夫にはそれなりに感謝している」など、家族への思いや関係性が対話の過程で明らかになった。また、医療者も本人

の意向が確かなものであると徐々に腑に落ちる経過であった。

3）家族の意向の背景を明らかにする

　夫や長女にも、それぞれの意向の背景を明らかにする問いかけが行われたことで、医療スタッフから「夫はこれまでの人生への後悔もあり、本人に対して介護をすると言っているが、実際には肝心のところで本人の信頼を得られていないのではないか」「長女は夫と本人の意向の間で揺れてはいるが、ひとり親のようにして育ててくれた母の生きざまを見守っていきたいのではないか。その母に孫の成長を見せたいはずで、娘さん自身もとてもつらいだろう」「ご本人というよりも家族の思いが強い場合には、家族自身の悲嘆や防衛が働いての言動なのではないか」などという鋭い視点が得られた。

4）多面的な視点から光を当てる支援

　それらの情報が、カンファレンス等で医療者側に共有されるプロセスが重ねられたことで、その後急速に生じた重篤な状況において、医療スタッフは、それまで積み重ねてきた本人の「自分らしさ」を核においた方針決定（それは時に生命を延ばすための「何かをしない」ことも含む）に賛意を表し、家族に対しても支える姿勢で関わることになった。

　そのうえで、動揺する家族に対して「○○さんは、今、皆さんがそばにいてくださることをいちばんに望んでいると思います」というスタッフの言葉は、決して正解のない局面においても、患者の意向の形成に深く関わった者だからこそ言える一歩踏み込んだ代弁であり、家族の心に響いたものと思われる。

　このように、「本人の価値観を中心とした意思決定」の支援には、単に本人の意向を「承り」決定事項として扱う態度ではなく、その背景にある人生の文脈に沿った決断であるかを丁寧に紐解き、これから起こりうることへの理解や認識は十分にされているか、その人の悲嘆や心理に対する医療、スタッフ側の理解や配慮は十分であるか、など**多面的な視点から光を当てるプロセス**が必要である。それぞれの人生の文脈に照らして話し合い、多様な価値観や選好に気づき、関係者の多くが受け入れられる具体的な解決策や方針の共有につなげること、それこそが倫理的な検討であろう。

5）診断の時点からの緩和ケア的アプローチ

　事例の患者は、身体的な苦痛に対しての少量塩酸モルヒネ注を用いた安全な症状緩和や、緩和ケアの介入を拒否したわけではなかった。多くの神経難病の患者では、特有の身体的苦痛、心理社会的、スピリチュアルな苦悩に直面しており、診断のときから医師、看護師、理学療法士、ソーシャルワーカー、薬剤師、臨床工学士などの多職種チームアプローチを積極的に導入することが重要である。苦痛緩和の方法には、薬物療法/非薬物療法やケアなどさまざまな手法があり、時に専門的緩和ケア（緩和ケアに関する経験の豊富な医師や看護師）からの助言を得るコンサルテーションの可能な体制をとることも有用である。

4 ｜ まとめ

　神経難病（特に ALS）患者のケアにあたっては、①病の軌跡に基づく**病状（見通し）の共有**、②どのような医療を受けるかの選択について繰り返し話し合うこと、③スタッフ自身も共に悩みながら

本人の意向の背景にある価値観を踏まえて意思決定を支援すること、④身体的な苦痛の緩和が十分に保証されること、が重要な要素と思われる。特に身体的な苦痛が緩和されない状態では、その人の意向が十分に尊重された意思決定は難しいため、神経難病における緩和ケアは、医療の基本的な要素としてさらなる普及が望まれる。

　最後に、本人の死後に見つかった家族への手紙には、こまごまとした家政上の助言とともに、それ（人工呼吸不装着）に後悔はないこと、むしろ家族の今後を心配していること、自分のわがままを聞いてもらってうれしかったので気に病まないように、等の配慮の言葉があり、家族にとって大きな支えになったとのことであった。そして、それは関わった医療者にとっても一種の癒しと感じられる知らせであった。

　「緩和ケア」は、患者だけでなく家族介護者も対象とするが、質の高い倫理的な検討に基づく方針の決定過程は、死別後の悲嘆を経験する多くの関係者にとっても、広い意味での緩和ケアにほかならないことを改めて学んだ事例であった。

（神谷　浩平）

各 論

9 救急領域と緩和ケア

呼吸管理に関して家族で意見の相違があった脳梗塞のケース

要　旨

＊生と死が隣り合う救急医療の現場では、先ほどまでまったく健康と思われていた人に事故や重病が突発し、もしくは慢性的に患っていた疾病の急変により、きわめて短い時間で死が切迫する事態となる。救急医療に携わる者は、どのように厳しい状況であっても全力を傾けて救命のための蘇生や治療を行い、生存の可能性がある限り努力する。

＊時に高齢者で基礎疾患があり、人生の最終段階で救命の見込みがないと思われる患者、もしくは、救命しても QOL が極度に低下する可能性が高いと医療者が評価しても、家族がそのわずかな希望にかけて積極的治療を望む場面がある。

＊「緩和ケアの導入」＝「治療の断念」ではない。今後の治療方針に関する意思決定支援において、本人・家族の価値観や人生観、望む QOL などについて "ちょっと立ち止まって考える" ひと手間かける姿勢は、まさに緩和ケア的アプローチへの入り口である。

キーワード

救急医療、緩和ケア的アプローチ、意思決定支援、自律、尊厳、QOL

■ ケースの概要

87 歳、男性。ADL 自立。

めまい・左口角下垂・右外眼筋麻痺を主訴に救急要請。救急隊現着時、意識レベル低下・呼吸停止。心肺蘇生施行し、救急搬送。ER 到着時には ROSC（return of spontaneous circulation）。心肺停止の有無、時間経過は不明、最長で 30 分弱。MRI にて左小脳梗塞＋脳幹（橋）梗塞を認めた。挿管＋人工呼吸器管理下にて体温管理療法（TTM：Targeted Temperature Management）を含む集学的治療の目的で、救命救急センター入室となる。

その後、人工呼吸器管理下であるが、意識レベルの回復（時折、追視を認めるが再現性が乏しい。刺激に対して逃避行動を認める）と全身状態の安定を認めた。

キーパーソンである長女へ「今後の予後や QOL を考えれば、意識レベルのある程度の回復の可能性があるとはいえ、寝たきり・誤嚥性肺炎を繰り返す状態になる可能性は十分にある」旨を説明し、以下の 3 つの選択肢を提示した。①気管切開を行い、呼吸管理を継続する、②抜管を試み、その後呼吸状態が不安定であれば、再挿管＋人工呼吸管理をする、③抜管を試み、その後呼吸状態が悪化し

123

ても再挿管・人工呼吸管理は行わず、自然に経過をみる。

　長女は、抜管後に自然な状態で経過をみることを選択したため、抜管を試みた。

　抜管後、呼吸状態悪化。担当医から「静かに見守りましょう」との説明を受け、納得され、長女から次女夫婦に危篤の連絡をしたころ、次女夫婦から再挿管＋人工呼吸管理の希望があった。

　次女とその夫（地元の開業医、ACP に関しても造詣が深い）「家族の意向としては、やはり、すぐに治療をあきらめることも受け入れ難い。急変時の対応については、治る見込みが少しでもあるなら治療をお願いしたいと思う。急性期病院に長期入院加療できないことは理解できる。ならば、挿管＋人工呼吸器にて転院できないだろうか？　もう少し経過をみれば、意識レベルが回復し、気管切開も行わないで済むかもしれない。十分な時間がないなかで、白か黒で答えろという難題を突きつけられ、やはり突然のことに対応ができない自分がいて悩んでいる。医師であっても、家族のこととなると、きわめて難しい判断と思う」。

　キーパーソンの長女は、次女夫婦の意見に反対する姿勢はみせていない。

　今後の治療方針の決定に関して、現場でも意思決定支援を行っていたが、家族内で価値観が異なり、倫理コンサルテーション介入を依頼した。話し合いの結果、治療方針は変更となり、再挿管＋人工呼吸器管理となった。

　その後、転院の調整を行うも、やはり挿管＋人工呼吸管理下にて転院先は見つからず、気管切開＋人工呼吸器、胃ろうを造設し転院となった。

■ 4 分割表をつくってみる

医学的事項	患者の意向
・87 歳、男性。 ・左小脳梗塞＋脳幹（橋）梗塞発症 ・意識レベル低下・呼吸停止 ・⇒心肺蘇生術後、挿管＋人工呼吸器管理 ・⇒意識レベルの回復（刺激に対して逃避行動）、全身状態の安定 ・今後の方針として①気管切開し、呼吸管理を継続、②抜管を試み、その後呼吸状態が不安定であれば、再挿管＋人工呼吸管理をする③抜管を試み、自然に経過をみる、が提示された。 ・長女は③を選択。抜管後、呼吸状態悪化。 ・次女夫婦の申し入れにより、再挿管＋人工呼吸器管理となった	・治療に関する意思は表明していない ・本人が「孫も大きくなった。いつ死んでも後悔はない」と発言したことあり
QOL	**周囲の状況**
・自宅にて独居で、ADL は自立していた ・脳梗塞後の意識レベルは刺激に対して逃避行動をとる程度 ・挿管＋人工呼吸器管理 ・全身状態は安定	・近隣に居住する家族との関係は良好。 ・長女は当初、抜管後に自然な状態で経過をみることを選択する意向を示したが、その後、次女夫婦の抜管＋人工呼吸管理の提案に同意。 ・次女と夫（医師）；「すぐに治療をあきらめることも受け入れ難い。急変時の対応については、治る見込みが少しでもあるなら治療をお願いしたい」「医師であっても、家族のこととなると、極めて難しい判断」 ・意思決定支援と倫理コンサルテーションの実施

9　救急領域と緩和ケア　呼吸管理に関して家族で意見の相違があった脳梗塞のケース

■ このケースにどのような倫理的論点がありますか？

(1) 医学的に QOL が改善する見込みがないときに、家族が積極的治療を望んだ場合、救急現場における望ましい意思決定支援の方法とは？
(2) 抜管に際して、どのようなことを倫理的・法的に熟慮すべきか？
(3) 家族内で意見の不一致がある場合の、望ましい解決方法とは？

■ 倫理的論点を考えるために

1　救急におけるコミュニケーションの重要性

1）病状や予後に関する十分な情報提供

　救急医療の現場では、治療方針に関する意思決定に時間的制約がある。時には、患者の命を救うために、医学的状況の判断のみで医療者が治療方針を決め、すぐに実践せざるを得ない場合もある。そのような時間的制約があるなかでも、可能な限り、本人あるいは家族にできるだけ正確な情報を十分に提供し、病状や予後予測について理解してもらうことは倫理的に重要である。

　実際、素人である家族が、緊急であわてていたり動揺していたりする状況でのコミュニケーションは難しいことが多いが、それでも後で後悔しないように、対話の成果としてのコンセンサスを得ることは大切である。

　この症例では、家族内における患者情報の共有不足があった可能性がある。もし、全員が揃ったうえで十分な情報と説明があれば、家族内が一致してどちらかの選択肢に同意していたかもしれない。

　病名（診断）や現在の病状の説明のなかで、「心肺停止の原因としては、舌根沈下により窒息した可能性が考えられること」「発症からの時間経過と、呼吸停止のエピソードより t-PA の適応はないこと（脳神経外科専門医判断）」「集中的治療を行い、人工呼吸器管理下であるが、意識レベルの回復（時折、追視を認めるが再現性が乏しい。刺激に対して逃避行動を認める）と全身状態の安定を認めていること」などの情報提供がなされた。

2）十分な情報提供のうえでの選択肢の提示

　医療ケアチームは、予後や QOL を考えれば、意識レベルの回復の可能性があるとはいえ、寝たきり・誤嚥性肺炎を繰り返す状態になる可能性が十分に高い点を説明し、以下の選択肢を提示した。①抜管後の呼吸状態悪化を見据え、気管切開を行い呼吸管理を継続する、②呼吸状態が回復した時点で抜管を試み、その後呼吸状態が不安定であれば再挿管＋人工呼吸管理をする、③抜管を試み、その後呼吸状態が悪化しても再挿管・人工呼吸管理は行わず、自然に経過をみる。

3）本人や家族が決断するための双方向性のコミュニケーション

　患者が突然に救急搬送される事態におちいった場合には、家族の混乱や動揺・不安は想像に難くない。ましてや時間的制約があるうえで決断を迫られれば、なおさらである。

　さらに、患者本人が意思表明できない事態におちいっている場合には、家族が決めなければなら

125

各　論

ず、負担が大きい。そのような状況においても、だからこそ医療ケアチームは、可能な限り家族とコミュニケーションをとり、家族が意思決定する支援をすることが大切である。「その患者にとって、どのような治療のゴールが望ましいのか」「それは患者の人生観や価値観に沿っているのか」「それは現時点での患者の最善の利益にかなうのか」などについて双方向性のコミュニケーションの後、家族は積極的治療を実施するのか、あるいは緩和ケア的アプローチに移行するのかという、患者の命に関わる重大な決断をすることになる。

また、当初、救命手段として挿管＋人工呼吸器管理を選択した場合でも、時間の経過とともに、次第にそれが患者の死期や苦痛を引き延ばすだけの延命治療になってしまう場合、「どこまでを救命治療と考えるのか」「どこからを延命治療と考えるのか」という境界は、医学的状況だけでなく、本人や家族の価値観・治療目標に関する考え方により異なってくるのである。

したがって、救急医療の現場においても、治療のゴールや望む QOL、今後の治療方針に関する双方向性のコミュニケーションは重要である。切迫している医療現場においても、可能な限り、ひと手間をかけるコミュニケーションは、本人や家族だけでなく、医療ケアチームにとっても、その後の心残りを減らすことにつながる。

実際、本ケースにおいても、次女の夫は医師であったが、「生殺与奪の選択という難題を突きつけられ、心の中で思うことは、何かのミスで気管挿管がずれてしまい、知らぬ間に急変してしまったといわれたほうが、まだホッとする自分もいる。いつかはこのような状態が来るとは思っていたが、やはり突然のことに対応ができない自分がいて悩んでいる。医師であっても、家族のこととなると、判断することはきわめて難しい」と心情を吐露していた。家族が医療従事者でも、当事者となれば迷うのは当然であり、独断で決めてしまったという後悔につながらないためにも、共に考えるコミュニケーションは重要である。

2 本人意思に関する倫理的論点

1）救急の現場では、いつも患者が意思表明できるわけではない

今後の治療方針に関して、患者の意向に沿った自己決定が、倫理的には望ましい。臨床現場でインフォームドコンセントの重要性が強調されるゆえんである。

しかし、救急の現場では、本ケースのように本人が意思表明できないことが多いのが現実である。実際、意識レベルは回復傾向を認めたが、説明する内容の理解や本人の現在の意思確認は困難な状態であった。

もっとも、この困難さは救急医療を展開するなかで、病態や時間的切迫性、家族の事情との関係において相対的なものであり、即、容易にあきらめるのではなく、可能性な限り「いかに本人の意向を探るのか」「いかに本人の意思決定支援するのか」が問われている。

2）家族を通じて、患者の意向や真意を理解する

本人の意向表出が困難な場合、医療ケアチームは家族との会話を通じて、患者の真意を理解するように努めることになる。「このような場合、本人だったらどのような選択をするのであろうか」といった患者の意思の推定を行ったり、「何が本人にとって最善なのか」を共に考えるプロセスが、患

者の尊厳に配慮することになるのである。そして、それらを踏まえて、その本人に最もふさわしいチーム医療を行うことになる。

3） コミュニケーションを深めて作成された事前指示、ACP の重要性

もし、慢性疾患などに罹患している場合には、さまざまな場面を想定した医療ケアに関する願望をACP として、あるいは「コミュニケーションを深めて作成された事前指示」として残しておくことが、将来の自律尊重のために役に立つ。また、それらは、家族にとっては、本人の意向がわからないまま決めなければならない心理的苦悩や感情的苦痛の軽減になる。

3 家族の代理判断に関する倫理的論点

本人が意思表明できない場合の、倫理的に適切な代理判断は、①事前指示（ACP）の尊重、②代行判断（本人意思を適切に推定する）、③最善の利益判断の手順で行われる。実際、日本の厚生労働省の「人生の最終段階における医療ケアの決定プロセスに関するガイドライン」をはじめとして、世界の多くの国々で、この倫理の代理判断の手順は踏襲されている。

1） 本人の意思を適切に推定する

現時点で明確に意思表明できない本人の意思をどのように推定するのか。長女から、本人が「孫も大きくなった。いつ死んでも後悔はない」と発言があった旨、伝え聞いたとしても、この言葉を本人が積極的治療を望まない根拠とするのは、少し無理があることは否めない。

また、いくらキーパーソンだったとしても、当初、長女一人に「抜管」の決断をさせたことには問題があるだろう。実際、どのような理由で長女がキーパーソンになったのかも明らかでない。

2） 家族自身の願望になっていないか

長女の決断による抜管後、呼吸状態が悪化し、長女から次女夫婦に危篤の連絡をしたころ、次女夫婦から「家族の意向としては、やはり、すぐに治療をあきらめることも受け入れ難い。急変時の対応については、治る見込みが少しでもあるなら治療をお願いしたいと思う。急性期病院に長期入院加療できないことは理解できる。ならば、挿管＋人工呼吸器にて転院できないだろうか？」と返答があった。

このような「すぐにはあきらめきれない」、あるいは「いったん示された意思が変更される」という家族の反応はしばしばみられ、はたからみても、このような家族の心情は十分に理解できるものである。家族は近隣に居住しており、新しく生まれる曾孫の顔を見せてやりたいと考えていた。また、病気で終末期となった 20 歳の猫の看病を、動物病院に預けず家族で献身的に行い、亡くなったときには家族みんなの心が納得しているのに気付いたという経験もしていた。

気管切開＋人工呼吸管理＋胃ろうにて転院すれば、家族は苦労しながらも親に献身できることをしあわせに感じられるかもしれない。ただ、本人は寝たきりの状態でつらいと悲しんでいることはないのか？　という、本人の立場にたった想像力をもつことも必要である。

家族による意思決定が、家族自身の願望や都合になっていないかどうかを立ち止まって考える必要がある。それは明らかに、本人による自己決定とは倫理的に意味を異にするものだからである。「本

各論

人だったら何を望むのか」「何が本人にとって最も良いことなのか」を考えるべきである。

　ゆえに、家族による意思決定ではなく、患者本人のための意思決定を行うことが必要である。終末期において医療処置を家族が決めることは、時として、家族が「患者を殺した」という負の感情を呼び起こしてしまうことすらある。

3）'いのち' に関わる決断は、いつも困難な決断である

　このケースは、QOL が低下し、医学的視点からみれば、医療者から無益な延命治療と判断されてしまう例かもしれない。家族自身が医療者であっても、'あたま' では理解できるが、'こころ' は治療撤退を決定し亡くなることを決めるという判断を、自分で行うことを受け入れられない。そのまま再挿管せずに看取れば、家族にも悔いが残るであろう。

　このように、家族にとって'いのち' に関わる決断は、いつも困難な決断であり、考えて決断し、'こころ' で納得するための時間が必要なのである。

　「すぐにはあきらめきれない」家族の心情は、第三者的にも十分に理解できるものである。医療ケアチームは、それに共感を示しながら、本人の残された短い人生において、どのような状況をしあわせと感じるのかを、家族と共に考える姿勢をもつことも、重要な緩和ケア的アプローチである。

4 家族内で意見不一致がある場合の意思決定支援

1）誰が代理判断者になるのか

　長女の「抜管・看取り」という意見と、次女夫婦の「挿管・人工呼吸器装着」という意見の違いがあったものの、キーパーソンの長女は、次女らの意見に反対する姿勢はみせていない。

　長女がキーパーソンとなった経緯は不明であるが、家族という関係性のなかでの自己決定が行われている日本の現状を鑑みると、キーパーソンが一人で独断で決めるのではなく、キーパーソンは関係者間のコミュニケーションの中心・調整役という役割を担うことが期待される。そして、本人が最も信頼している、本人が指名した人（= Proxy）が代理判断者（キーパーソン）になるのが理想的である。

2）コンフリクトの解決方法

　家族内で意見の不一致があった場合、①両者の意見をよく聞き、時間をかけ話し合いを繰り返す、②セカンドオピニオンを聞く、③合意に向けた対話を促進する、④トライアルピリオドを設ける、⑤倫理コンサルテーション、⑥倫理委員会に図る、といった解決の手段がある。

　このケースの場合、医療ケアチームは救命といった生命予後に基づいた医学的判断をすると同時に、本人の今後の QOL を考えることを家族と話し合い、意思決定支援を行っていたが、家族内でも価値観が異なり、また救急医療の現場においては時間的な制約もあり、倫理コンサルテーション介入を依頼した。

3）意思決定支援者は「臨床倫理」と「緩和ケア的アプローチ」について理解する

　倫理コンサルテーションでは、患者本人の残された短い人生において、どのような状況をしあわせと感じるのか、どのような QOL が本人にとって望ましいのか？　について真摯に考えることができ

るようにコミュニケーションを深めようと努めた。

　現時点で、たとえ本人が自身で意思表明できなくても、周囲の人がこれまでの関係性ゆえに、本人の願望や authenticity 人となりを理解し、本人が真に望むことを尊重できるように対話をファシリテートした。

　こういった代理判断における関係性的自律の達成には、「臨床倫理」と「緩和ケア的アプローチ」の両者について理解している医療ケアチームによる意思決定支援が重要である。

5 再挿管に関する倫理的論点

1）示された3つの選択肢

　救急医療にも自ずと限界があり、ある時点でどうしても救命できないこと、もしくはある時点でQOL が極度に低下することが判明する。

　このケースでは、今後の方針について、①気管切開を行い、呼吸管理を継続する、②抜管を試み、その後呼吸状態が不安定になれば再挿管＋人工呼吸管理をする、③抜管を試み、その後呼吸状態が悪化しても再挿管・人工呼吸管理は行わず、自然に経過をみる、の3つの選択肢が提示された。

　しかし、本人の尊厳を理由に、「本人の尊厳を考えて自然な状態にて経過をみる」選択肢を提示したことは倫理的に妥当なのであろうか？　また、②の選択肢に関して、抜管後、呼吸状態がどのくらいの期間安定していれば、再挿管をしなくて良いのか？　それは数時間なのか？　数日なのか？等、解決すべき問題は多い。特に③の選択肢は、医療チームの外からみれば、呼吸状態が悪化することが（ある程度）想定されるなかで、「抜管して、再挿管しない（治療中止）」ということにみえ、死亡することを知りながら救命行為をしないと考えられることにもなり、法的にはリスクが生じる。

2）抜管のタイミング

（1）救命治療と延命治療の境界

　当初、救命医療として実施していた医療が、時間の経過とともに、今後意識が回復する可能性もなく、ただ死の経過を長引かせる延命治療となってしまうこともある。その線引き、境界はどのように判断すべきなのであろうか。その境界は、医学的状況だけでなく、患者の意向（どのような治療目標か？　どのような QOL を望んでいるのか？）によって変わってくる可能性がある。

　前述のトライアルピリオドに関して、最近では time limited trial として、救命行為は行うが、それはある限られた時間内に奏功することを期待する介入であり、もし奏功しない場合は撤退を許すという考え方がある。そのような考えには共感できる面もあるが、その意図を（患者）家族にしっかりと事前に説明しておくことが求められる。

（2）緩和的抜管 palliative extubation

　近頃、倫理的妥当性はともかくとして、緩和的抜管という言葉も散見される。人工呼吸器の継続が病状の改善につながらず、死に逝くプロセスを延長させているだけと判断された場合に、患者がより自然な形での死を迎えることができるように人工呼吸器の中止／抜管を行うことを指しているようである。緩和的抜管 palliative extubation に倫理的妥当性を付与するためには、その意思決定プロセスおいて十分な倫理的配慮が必要である。

各　論

（3）倫理的問い

まず、患者の全身状態がやや安定してきていた時期であり、このタイミングで抜管および自然の経過を見守る選択肢を提示することは妥当なのか？　また、抜管を試み、その後呼吸状態が悪化し、患者が苦しんだ場合、再挿管しないことは許容されるのか？　鎮静下で患者が苦しまなかったらどうなのか？

実際、抜管後すぐに呼吸状態が悪化し患者が苦しめば、現場では再挿管が行われることになると思うが、例えば抜管後、数日間呼吸状態が安定していた場合、その後の悪化の際には再挿管すべきなのか、しなくてもよいのか？　さらに熟慮すべき倫理的問いがある。

3）法的に問題となった事案

抜管に関しては、これまでも警察が関わったり、送検されたりする事例があった。東海大学事件をはじめとして、関西電力病院、国保京北病院、川崎協同病院、北海道立羽幌病院、射水市民病院、和歌山県立医科大学紀北病院などにおける抜管事例である。

上記の法的に問題となった事例に共通することは、「本人の同意がなかった」ことである。抜管・再挿管に関する問題は、人の命に直結する問題だけに、患者本人意思の有無や家族の代理判断の適切性、および中立的第三者の意見を聴くなど公正性に配慮した倫理的に適切なプロセスについて熟慮することが必要だろう。

亀田総合病院のALSの事例は、病状が悪化し意思疎通ができなくなった時点（TLS；totally locked-in state）で、人工呼吸器をはずして欲しいという患者の要望について、外部倫理審査および院内倫理委員会を設置し、1年間にわたって議論が行われた。院内倫理委員会は、「本人の意思を尊重すべき」との判断を示したが、それは法的不安から実現されなかった経緯がある。

6 ┃ 救急医療における緩和ケアを考える

1）救急に緩和ケア的アプローチを採用する

「救急は命を救う積極的医療を行う」「緩和ケアは積極的治療をあきらめる」といったステレオタイプ的な誤解があることからもわかるように、現時点では、救急医療と緩和ケアの間には大きな壁があるようにみえる。しかし、「緩和ケアの導入」＝「治療の断念」ではない。

救急医療にもおのずと限界があり、ある時点でどうしても救命できないこと、もしくは、ある時点でQOLが極度に低下することが判明する。そのような場合であっても、なお積極的治療を望む家族がいる一方、できる限りの苦痛の緩和を望む患者や家族が多いのも現実である。緩和ケア的アプローチを救急現場に応用し、患者や家族が望む最期を一緒に考えるというプロセスはきわめて大切であり、緩和ケアが救急医療の現場に与えるインパクトはきわめて大きいと思われる。

救命といった生命予後に基づいた判断から、発想の転換をして、WHOの定義のようにQOLを考えることを患者や家族と話し合う緩和ケアは、医療ケアチームによる意思決定支援をも含んでいる。そして、その意思決定支援のプロセスにおいては、「尊厳」「自律支援」「共感」など臨床倫理的考え方がきわめて大切になってくる。そういったプロセスを経て、本人や家族が、自分たちの意思が尊重されたと感じることは、彼らのwell-beingに寄与するであろう。

2）"ちょっと立ち止まって考える"

「多職種チームで立ち止まって考える」ことは、個人単一で考えるよりは、公正性の視点から望ましい。これまで救急医療は命を救うことが主眼となり、本人の価値観や人生観などについて"ちょっと立ち止まって考える"ことをしてこなかった。この"ちょっと立ち止まって考える"ひと手間かける姿勢は、まさに緩和ケアへの入り口である。

また、このケースのように迷ったときには、中立的第三者を含む倫理コンサルテーションへの依頼も選択肢の一つとなる。

3）救急医療に携わる者の葛藤

救急医療は、生と死が最も身近にある診療科である。そして、一人の救急医の内には、「命を守るために医学的に最善のことをする」という救急の使命、あるいは SOL 的考え方と、本人や家族の QOL・well-being を重視する緩和ケア的考え方が同居し、時にぶつかり合い葛藤を生じている。

4）そしてその先へ－救急における「普遍的な臨床倫理的考え方」に基礎づけられた緩和ケア的アプローチ

救急医でも緩和ケア医でも、意思の決定支援といった臨床倫理的土台は必要である（本来はすべての診療科の医療者であろう）。そして、救急医療の現場に緩和ケアという概念（全人的医療 /dignity therapy）を取り入れることによって、患者・家族の QOL や感情を大切にし、尊厳に配慮できるチーム医療が実現できる可能性がある。

（吉池　昭一）

各 論

10 介護施設と緩和ケア

意思疎通のできない入所者を花見に参加させるべきか
―生活における「思いやり」の態度は緩和ケアに通じる―

要 旨

＊生活の場である介護施設における緩和ケアでは、苦痛の緩和だけではなく、そこで生活する人として尊重することにも焦点を当てる必要がある。

＊意識障害があってもわずかな反応を見出す努力を怠らないことと、たとえ反応がなくてもコミュニティの一員としてその人を尊重したケアを行うことが大切である。

＊介護施設では関係が長期に及ぶことが多いため、入所後早期から本人を多面的に理解し、将来日常生活における選好を伝えられなくなったときに備えることが望まれる。

キーワード

介護施設、生活の視点、意識障害、尊厳、ケアの倫理

■ ケースの概要

　Aさん（80歳代後半の女性）は、5年前から特別養護老人ホームで生活している。この施設のある地域において、20歳で結婚後、夫婦で農家をしていた。夫は10年前に他界し、入所前までは自宅でひとり暮らしをしていた。家族は息子（60歳代）があり、施設の所在する地域から自家用車で1時間半ほどの大都市に在住している。3年前にAさんが脳梗塞再発と誤嚥性肺炎で入院した際、息子の強い意向により病院で胃ろうが造設され、経管栄養を受けるようになった。

　3年前の退院時から、自発的に開眼はするものの、意思や感情の表出はほとんど認められない状態である。おむつ交換や体位変換のために体を動かすときの力加減によっては顔をしかめることはあるが、基本的には穏やかに過ごされているように見える。終日、居室のベッド上で過ごすことがほとんどであるが、リクライニング車椅子であれば移動が可能である。介護スタッフによって身体や居室の清潔は適切に保たれ、褥瘡はない。また、身体拘束は受けていない。敬老の日に近隣の小学校から送られたメッセージカードがベッドサイドに飾られている。

　胃ろうを造設した後も年に1、2回、発熱等のため入院することがある。入退院のとき以外、息子が施設を来訪することはない。施設の相談員が息子に定期的に電話で状況を連絡しているが、ふだんはAさんが生存していること以外、例えば施設での生活の様子などには関心を示すことはない。し

かし、入院となると施設の管理が悪いからだなどと施設長に強い口調で抗議するため、介護士はみな Ａさんの容体の変化に敏感になっている。

　施設では定期的に夏祭りや新年会などの行事や、カラオケ大会などのレクリエーションが行われている。桜の季節には数日間の日程に分かれて、併設のデイサービスの送迎車数台に分乗し、近所の神社に花見に行くのが恒例である。

　今年は来週から花見が予定されており、主任介護士が花見の予定表を作成していた。新人介護士は、その予定表に、本人が外出を希望していない入所者のほか、Ａさんの名前がないことに気がつき指摘した。主任介護士は、Ａさんは感情の表出も発語もないことから花見に行ってもわからないと思われること、リクライニング車椅子での移動となるため送迎車に乗せられる人数が減ってしまうこと、外出して体調をくずせば息子からの抗議が予想されることなどから、Ａさんを花見に連れて行かないのだと説明した。

■ ４分割表をつくってみる

医学的適応	患者の意向
・80 歳代後半、女性。 ・脳血管性認知症で、ベッド上の ADL である。 ・3 年前より胃ろうから経管栄養を受けている。 ・リクライニング車椅子での移動は可能。 ・年に 1-2 回程度発熱で入院するが、医学的には安定している。 ・褥瘡はない。	・意思決定能力はない。 ・痛みに対して顔をしかめることがあるが、意思や感情の表出をすることはない。 ・本人の価値観や医療・ケアについての事前の意向表明についての情報はない。 ・花見に外出しなくても不満を訴えることはない。
QOL	周囲の状況
・ふだんの生活では、穏やかな表情をしている。 ・花見に行っても、何らかの反応がある可能性はとぼしい。 ・外出することによって体調をくずす可能性が否定できない。	・家族は息子（60 歳代）がある。 ・息子は Ａさんの生存には強い関心があり、体調が悪化して入院すると施設長に強く抗議する。 ・施設の職員は、息子は花見について関心はないと感じている。 ・嚥下困難となった際には、息子は胃ろう造設を望んだ。 ・息子の経済状態等は不明である。 ・職員は Ａさんの体調の変化に敏感になっている。 ・移動にリクライニング車椅子が必要なため、Ａさんを外出させると一度に乗車できる施設入所者の数が制限されてしまう。

■ このケースにどのような倫理的論点がありますか？

　（1）Ａさんを花見に連れて行かない判断は正しいか。

　（2）これまでの医療・ケアの決定プロセスは妥当だったか。

各　論

■ 倫理的論点を考えるために

1 苦痛がなければ十分なのかという視点

　WHO による緩和ケアの定義（2002 年、日本緩和医療学会訳）[1] では、「緩和ケアとは、生命を脅かす病に関連する問題に直面している患者とその家族の QOL を、痛みやその他の身体的・心理社会的・スピリチュアルな問題を早期に見出し的確に評価を行い対応することで、苦痛を予防し和らげることを通して向上させるアプローチである」とされており、評価して対応するべき苦痛の対象は、当事者本人の主観に基づく。したがって、理論的には、本人が苦痛を感じない場合には緩和ケアの対象とはならないかもしれないし、本人の苦痛を第三者がまったく認識できない場合には緩和ケアを提供することはできないかもしれない。A さんの日常生活において、苦痛が認められるのは稀であるし、家族も苦痛や困難を感じていない状況にあることから、A さんは緩和ケアの対象とはならないのだろうか。

　新人介護士は、A さんが花見外出の対象に入っていないことに疑問を感じている。確かに、A さんは少なくとも不快ではない環境で適切なケアを受けているのだろうし、実際に苦痛なく穏やかな日々を送っている。しかし、この施設の他の入所者（合理的な会話が可能な人から一定の感情表出が可能な人まで含まれるかもしれない）であれば提供されている花見の機会を、A さんは主任介護士単独の判断で奪われてしまっている。この点において、A さんは苦痛を感じていないかもしれないが、必ずしも十分なケアを受けているとはいえないだろう。

2 本当に苦痛がないのかという視点

　A さんは、いわゆる遷延性意識障害の状態にあると思われる。このような状態では、外からの観察では無反応であったとしても、苦しみを経験していて、それにも関わらず自分の希望やケアの必要性を伝えることができない場合があることが懸念される。fMRI や脳波を用いた研究のメタアナリシスから、臨床的に「植物状態」と確認された患者の 14.4％が、命令に応じて脳活動を調節できることが示唆されている [2]。ケアの実践においても、「きっかけをしかけて反応を待つ」ことや「わずかな反応から推測する」ことなど、意識障害のある人のわずかなサインを見逃さない努力が行われている [3]。

　A さんについても、保清、栄養、排泄等の基本的なケアを適切に行うとともに、苦痛を感じていないか表情やバイタルサインを慎重に評価するとともに、A さんが周囲の状況を認識できている可能性を考慮してケアを行うことが求められる。

3 施設のコミュニティの一員として A さんを尊重するには

　主任介護士が A さんを花見に連れ出さないと判断した理由は、本人への具体的な利益がないと思われること、外出に伴う健康上のリスクがあること、本人が花見に行くことを希望しているわけではないこと、A さんを乗せることによって送迎車に乗れる人数が減ってしまうこと、外出して体調をくずせば息子から抗議を受ける可能性が高いことだと思われる。一見、主任介護士の判断は正しいよう

にも感じられるが、前述した通り十分なケアとはいえない状況になっている。そしてそれは、花見外出に限定したことではないように思われる。

例えば、Aさんが一日中自分の居室のベッド上で過ごしていることを変えることができないだろうか。具体的には、経管栄養について、リクライニング車椅子への移乗が難しければベッドごと食堂に移動して、他の入所者と一緒に食堂で受けることが考えられる。また、もしこれまで参加していなかったのであれば、レクリエーションの場にともに参加することも考えられる。そして、息子には、ただ状況の連絡をするだけでなく、これまでの親子関係について傾聴したうえで問題がなければ、Aさんへの面会をうながすことも試みられないだろうか。小学生から送られたメッセージカードをAさんのベッドサイドにも掲示したような配慮が、日常のケアにもっとあると良いだろう。

箕岡は、認知症ケアの実践におけるパーソン・センタード・ケアの重要性を指摘し、その構成要素の一つとして、「周囲（社会）との関係性（交流）を重視する」ことを挙げている[4]。認知症ケアの一部として緩和ケアをとらえるのであれば、単に本人の自覚する苦痛を緩和することだけではなく、その人の属するコミュニティの一員として尊重されることも考慮する必要がある。

島内はケアの倫理について、「抽象的で普遍的なルールを個別の状況にあてはめて判断する道徳的思考の様式を、ギリガンは正義の倫理と呼ぶ。これに対して、個別な状況の中で誰一人として傷つけなくて済むように、関係する当事者のニーズをきめ細かく配慮し丹念に調整する道徳的思考の様式が、ケアの倫理である」と紹介している[5]。主任介護士の考え方を正義の倫理、Aさんをコミュニティの一員として尊重する考え方をケアの倫理と整理できるかもしれない。

村上は、ケアとは「人間の弱さを前提とした上で、生を肯定し、支える営みである」と述べている[6]。「ケア」というと、清拭や排泄の介助などの療養上の世話や生活支援の具体的な行為が思い浮かぶが、ケアの対象者を「思いやる」ことこそケアに不可欠の要素である。

4 現在のケアがAさんの望んでいたものであるのかという視点

胃ろうからの人工的水分栄養補給を開始することの決定に、Aさん本人の意向がどの程度反映されたのかは不明である。すなわち、その段階でのAさんの選好の確認が行われたのか、Aさんの事前の意思表示があったか、息子の強い意向がAさんの意思を推定し、最善の利益を代弁するものだったのかについての情報が十分ではない。

もしこれまで検討されたことがなければ、現在の状況における人工的水分栄養補給が、推定意思を含む本人の意向にかなうものであるのか、一度立ち止まって検討する必要がある。また、現在は意思の表明ができないAさんの価値観や希望する医療・ケアについての記録や記憶が乏しいのだとしたら、入所後に本人・家族とアドバンス・ケア・プランニング（ACP）が行われていると良かったかもしれない。

Aさんの花見外出については、ACPとまでいえなくても、3年前の入院で意識障害におちいるまで2年間この施設で生活をしていたのであるから、それまでの花見外出時の本人の様子などもスタッフの記憶を喚起し、主任介護士だけでなく多くの人が議論して判断できると良かったかもしれない。介護施設では、将来入所者が日常生活における自分の選好を伝えられなくなるときに備えて、本人を多面的に理解し、それを記録して活用することが望まれる。

各　論

5 意思疎通が困難な人の最善の利益を尊重するには

「人生の最終段階における医療・ケアの決定プロセスに関するガイドライン」[7]では、本人の意向を確認できず、本人の意思を推定することもかなわないときに、「本人にとっての最善の方針をとることを基本とする」としている。この考え方を「最善の利益基準」といい、4分割表の「QOL」では何が本人の最善の利益であるのかが評価される。

Jonsenらは[8]、「医学的適応」が患者の（医学的な）需要（needs）を満たすための義務に関係するのに対して、「QOL」はその人の満足（satisfaction）をもたらすように行動する義務に焦点を当てていると説明している。また、QOLの概念を理解するための最初のステップは、すべての人間が共有していると思われる利益について考えることであるとして、①生きていること、②自分の意思や気持ちを理解し周囲に伝えられること、③自分の生活を自分で決定できること、④苦痛がないこと、⑤自分にとって望ましい満足を得られること、を挙げている。そして、何が利益とみなされるかは、可能な限り判断の対象となる人の視点から考えるべきであると主張している。

「最善の利益基準」を実践で活用するには、意識障害のある人であっても細やかに観察して快・不快や苦痛を察知するとともに、本人の推定意思や何が最善と考えられるかについて、その人に関わる人たちで十分に話し合うことが必要である。筆者は、過去に示された本人の意向や価値観だけでなく、現在の本人に向き合うことも大切であると考えている。

（竹下　　啓）

【参考文献】

1) 大坂巌、渡邊清高、志真泰夫、倉持雅代、谷田憲俊：わが国におけるWHO緩和ケア定義の定訳—デルファイ法を用いた緩和ケア関連18団体による共同作成—．Palliative Care Research 14（2）．2019：61-66.
2) Kondziella D, Friberg CK, Frokjaer VG, Fabricius M, Møller K. Preserved consciousness in vegetative and minimal conscious states: systematic review and meta-analysis. J Neurol Neurosurg Psychiatry. 2016 May; 87（5）: 485-492.
3) 梅垣弘子　遷延性意識障害高齢者のプラスの反応を引き出すケアの構成要素と看護師の変容過程　老健看護学　2018；23(1)：94-102.
4) 箕岡真子「認知症ケアの倫理」の創造と発展—なぜ「新しい認定証ケアの倫理」の体系化が必要だったか—認知症ケア研究誌 2018；2：27-38.
5) 島内明文：現代リベラリズムの対抗理論．赤林朗・児玉聡（編）「入門・倫理学I」pp263-292．勁草書房．2018.
6) 村上靖彦「ケアとは何か」中公新書．2021.
7) 厚生労働省「人生の最終段階における医療・ケアの決定プロセスに関するガイドライン」2018　https://www.mhlw.go.jp/file/04-Houdouhappyou-10802000-Iseikyoku-Shidouka/0000197701.pdf
8) Jonsen AR, Siegler M, Winslade WJ. Clinical Ethics Ninth Edition McGraw-Hill 2021

● **各 論** ●

11 看護と緩和ケア

看護師がチーム医療のリエゾンとして
意思決定支援した喉頭がん患者のケース

要 旨

＊看護師は最も患者の身近な立場であることから、患者の思いや声を、その人の立場にたって仲介する
代弁者や自己決定の支援者となりうる。
＊高齢者にとっての最善の利益が何かを考える場をつくるためには、倫理的視点で話し合うためのファ
シリテーション・アプローチが役立つ。
＊看護師は患者中心の医療を実現するために、チーム医療における倫理的対話を推進するリエゾン的役
割を担っていくことが望まれる。

キーワード

看護倫理、アドボカシー、コミュニケーション、意思決定支援、倫理ファシリテーション

■ ケースの概要

　90歳、男性Aさん。喉頭がん、縦隔リンパ節転移。妻と二人暮らしで、長女は結婚し市外に住ん
でいる。職業は自営業で、現在は妻と長女夫婦が継いでいるが、1か月前までは伝票処理や軽い作業
補助もできていた。既往症に脳梗塞、慢性腎不全がある。

　半年前に嗄声を自覚、しかし本人は「たいしたことないだろう」と思い受診はしなかった。その
後、咀嚼時の痛みを自覚したため、妻、長女をともなって受診した。精査の結果、喉頭がんと診断さ
れた。医師より、縦隔リンパ節転移も認めており、手術の適応はないこと、まずは気管切開を行い、
次に緩和治療として放射線治療を行わなければ腫瘍が増大し、窒息死に至ることを告げられた。さら
に、気管切開をするためには、いったん入院が必要であり、気管切開もそれなりにリスクがあり、そ
の後、自宅で家族の支援が必要であることが説明された。

　Aさんは「あと3年は生きたい」といい、気管切開でがんは治ると理解して放射線治療を希望され
た。しかし長女は、「父はもともと元気な人で、普段から蘇生もして欲しいと言っているが、一時的
な延命で気管切開しても、食事も食べられないし話もできなくなるなら、治療する必要はあるか」と
話した。さらにAさんに、「気管切開をしたら食べたり話せなくなるが、それでもいいか」と尋ねる
と、Aさんはためらいながら「三日考えたい」と答えた。一方、妻は「仕事で見当違いのことを言う
ようになって、夜中も痰がからんで目覚めるし、風呂も手伝いが必要で、家も3階建てなので、一
人で介護は無理です。このまま入院させて欲しい」と、疲労困憊の表情をみせた。そこで主治医は、

137

各　論

「ご自宅で、ご家族と話し合ってください」と伝え、一週間後の外来で治療方針を決定することとした。

　看護師は、Ａさんと家族の表情が硬いことが気になり、Ａさんと家族の思いを聴くために声をかけた。Ａさんと家族は同意され、一緒に別室で話をすることになった。

■ 4分割表をつくってみる

医学的適応	患者の意向
・90歳男性、喉頭がん、縦隔リンパ節転移 ・既往に脳梗塞後、慢性腎不全 ・手術、化学療法は適応なし ・緩和的放射線治療により一時的な浮腫をきたして気道閉塞するリスクがあるため、治療前には気管切開を行う必要がある ・腫瘍進行度は不明で、半年程度同じ状態の可能性（合併症は予測不可能）	・「あと3年は生きたい」（診断時） ・気管切開や放射線治療でがんが治ると認識している。また治療だけでなく心肺蘇生も希望している ・意思決定能力は保たれているが、軽度の見当識低下が出現
QOL	**周囲の状況**
・自宅の階段昇降は可能だが、入浴は見守り程度の介助（妻が介助）が必要 ・1か月前までは伝票処理や軽い作業補助はできていた ・自覚症状：痰がからむ、咀嚼時の痛みはあるが、経口摂取は可能	・妻と二人暮らし。長女は市外在住 ・自宅は3階建て住居（生活は3階、食事は2階、風呂は1階）、階段あり ・妻は介護疲れが強く、入院を強く希望 ・長女は会話や食事ができなくなるなら、治療はもういいと思っている ・長女は妻の負担を心配するも、直接的な支援は困難

■ このケースにどのような倫理的論点がありますか？

（1）生命をおびやかす病気に直面する高齢者の意思決定を支援するために、看護師に求められる役割とは何か

（2）高齢者の苦痛の軽減やニーズを満たすために、看護職はどのような態度をとることが望ましいのか

（3）看護職が関係者間の合意形成を図りながら、患者中心の医療や介護を実践するためのアプローチとは何か

■ 倫理的論点を考えるために

1 意思決定支援における看護師の役割

1）高齢者の意思決定支援が求められるとき

　がんや慢性疾患など健康課題を抱える高齢者は、治療、疾病管理の方法、日常生活の過ごし方など、さまざまな意思決定が求められる。

　意思決定とは、問題解決や目的・目標のために、その方向性や手段に関して、複数の選択肢の中か

らどれか一つを選択することである。また、その因果関係を判断し、将来を予測し、価値や好みに基づいて評価して選択するという高度な認知活動でもある。しかし、高齢者が直面する健康課題が生死に関わる深刻な場合、患者の認知・感情レベルは低下し、建設的な意思決定が困難になることがある [1]。このように、高齢者自らが主体となって医療に参加するためには、医療者は彼らの権利を擁護しつつ、意思決定を支えていくことが求められる [2]。

2) 看護師に期待される「患者アドボカシー」としての役割

日本看護協会の「看護者の倫理綱領」第4条によれば [3]、看護職は人々の知る権利および自己決定の権利を尊重し、その権利の擁護者として行動するとうたわれている。したがって、看護師にとって権利擁護は倫理的責務の一つであり、患者の権利を擁護しつつ（患者アドボカシー）、意思決定を支えていくことが求められている。このとき、看護師は自律性の尊重、無危害、善行、公正の4原則を遵守して、患者が話しやすい場の雰囲気づくりや、患者と家族がじっくり話し合うための時間を確保するなど、意思決定のプロセスに積極的に関与しなければならない。

また、医師からの病状説明を受けたあと、患者によっては過剰なショックを受けるだけでなく、与えられた情報を咀嚼して整理し、何を決める必要があるのか、それはなぜなのかを理解するのに支援が必要な場合がある。ここで重要なことは、看護師は、患者が自分の問題ととらえるなかで何に苦痛を感じるのか、また、新たな疑問が生じていないか、本人の価値観や目標をもとに表現される思いを聴く必要がある。

さて、本ケースを振り返る。看護師は、Aさんと家族をプライバシーが保たれた個室に案内し、「良ければお気持ちを聞かせていただけませんか」と尋ねた。Aさんは「気管切開でがんが治らないといわれたときはショックやったなあ…。だから思わず、『三日待って』といってしまった」と、思いを吐露された。そこで、看護師は傾聴スキルを活かしてAさんの感情に注意を払い、掘り下げる質問をしながら応答していった。

このように、看護師は最も患者の身近で、長時間接する立場であることから、患者の思いや声をその人の立場に立って仲介する代弁者や自己決定の支援者となりうる [4]。さらに、看護師が遭遇する倫理的問題は医師のそれとは異なるため、意思決定の全プロセスにおいて患者の権利擁護の役割を果たすことが期待される。

2 ｜ 看護におけるケアリングとしての技術力

看護師は、看護の対象である人を理解しようとする気持ちをもち、その人に関心を寄せ、ひとりの人間として尊重するとともに、共に共通の目標に向かって進めるよう専門知識・技術を活用する専門職である。

患者のためにそこにいること、患者を尊重すること、患者と共に感じること、患者と親密になるというケアリングが看護の本質であり、看護師の役割の根幹であるといわれている [4]。さらに「看護者の倫理綱領」第3条では [3]、「看護職は、対象となる人々との間に信頼関係を築き、その信頼関係に基づいて看護を提供する」と明示されている。すなわち、ケアリングは看護師—患者関係の基本であり、看護師が患者と家族との間に信頼関係を形成することも、職業的責務の一つであるといえる。そのうえで、コミュニケーションは、信頼関係の構築が必要な看護場面で欠くことができないスキルで

各　論

ある。

　では、治療を望む患者の意向と家族の意向が異なる場合、どのような関わりが求められるのか。ふたたび本ケースを振り返る。看護師は、Ａさんはどのようなことを気がかりと感じているか、何を大切にしているのか、また、家族はＡさんにどうなって欲しいと願っているのかなど、それぞれ思いを傾聴した。

　Ａさんは、「家の窓から見える寺と、新幹線が気に入っている。家族には迷惑をかけたくないが、寝たきりにならなければ治療したい。誰かの役に立つことはもうあきらめているが、できればあと３年は生きたい」といい、家族の負担にならないことと、家族と一緒に過ごすことを大切にしたいと話された。Ａさんの言葉を聞いた妻は、「もっと早く病院に連れて来ればよかった」と涙ぐんだ。長女は、母親の介護負担を鑑みて、「父の希望にできるだけ沿いたいが、自宅療養が難しくなったときは入院させたい」と話された。看護師は、ケアリングの姿勢（気づかうこと・関心をもつこと）でＡさん、家族それぞれの思いを丁寧に聴き、また理解や敬意を伝えて、医療チーム内でも共有することを伝えた。

　このように、生命をおびやかす病気を抱える高齢者の脆弱性と、家族に負担をかけるという依存性が、本人の意思決定に影響を及ぼしている場合、看護師は、チーム全体が本人や家族のニーズを認識し、理解できるように、その橋渡しをする役割が求められる。

3 ｜ 看護の専門性を発揮したリエゾン的役割

　医療と介護の専門職が連携するためには、多職種のコミュニケーションによって機関や職種を超えた情報を共有し、各職種や機関において役割や機能を分担しながら共に実践することが望まれる。特に、患者の医療や介護に関する意思決定支援を行う場合、看護師は説明の場に同席し、観察して患者や家族の反応を記録するだけでなく、患者の意思決定能力を判断しつつ、時には患者の代弁者となり、患者が懸念する事項について補足説明を求めるための、さらなる話し合いの場を調整する必要がある。

　本ケースの場合はこうである。看護師は、Ａさんの意向と、家族との意向の相違があるといった問題点を主治医に伝え、一週間後の外来までに関係者を集めて倫理カンファレンスをすることを提案した。「自分もこの先どう進めるか困っていた」という主治医の声で、倫理カンファレンスを開催することが決まった。さらに看護師は、Jonsen4分割法の枠組みに沿って医師と情報の整理を行うなかで、わからない情報をいかにして入手するかを話し合い、そこで本人、家族関係を理解する地域の関係者にも目を向け、参加者を調整した。そして、主治医、看護師、MSW、臨床倫理コンサルテーションチーム（以下、チーム）、地域の支援者であるケアマネジャー、訪問看護師をオンラインで招集した。

　看護師は、あらゆる医療現場において、診察・治療等に関連する業務から患者の療養生活の支援に至るまで、幅広い業務を担いうることから、いわばチーム医療のリエゾン（連携・橋渡し・つなぐ）として、患者や医師そのほかの医療スタッフから寄せられる期待は大きいといわれている[5]。したがって、看護師は、医療ケアの中心である患者や家族が最良の医療・ケアを受けられるように、病院と地域は互いの機能や役割を踏まえ、チームワークを引き出し、協働することが求められる。特に、チームにおける看護師の役割については、患者中心の医療のなかで変わりゆく状況や環境のニーズに応え、他職種と協働して自律的な新しい役割を担っていくことが望まれる。このように、多職種がそ

れぞれの専門性を発揮し、協働することを目指すチームアプローチにおいて、看護師が担うリエゾン的役割は重要である。

4 関係者間の合意を目指した倫理ファシリテーション

倫理ファシリテーションとは、アメリカ生命倫理人文学会によれば、「当事者のニーズや価値観を尊重しつつ、法的・倫理的に社会で許容される範囲を超えないかたちで、彼らが意思決定に至れるように援助する方法」といわれている[6]。倫理カンファレンスでは、看護師は中立的な立場で、話し合いのプロセスを管理し、倫理的視点で話し合うためのファシリテーション・アプローチが求められる。しかし、現場での話し合いは、親密な関係性のなかで話し合いができるとは限らない。ここで重要なことは、自由な意見が出た後に、一定の方向性を誘う協議の進め方である。本ケースの場合はこうである。

1）同じ焦点を当てる－会話者間で共通する価値や事実に着目する－

まず、医学的適応の確認から医師の発言をうながすが、医師が最初に結論を言って、その場が凍りつき、その後の意見が続かなくなるという事態を避けるため、最初に多様な意見（価値・事実）を聴いて皆で考えるプロセスであることを強調しながら進める。

Aさんは、不確実ではあるが予後は数か月を超え、自宅の階段昇降はできるADLの状態から、いわゆる終末期の状態ではないため緩和的放射線治療が推奨されるが、複数の併存疾患を抱え、軽度から中程度のフレイルを認めるため、侵襲性の高い気管切開や緩和的放射線治療によって、かえって害を及ぼす可能性があることを話し合った。

2）確認しながら進める

次に、Aさんと家族の関係性やAさんと家族の思いの事実確認を行う。ここは、看護師自身が情報を共有し、他職種の価値観、意見の違いをまとめていく。

Aさんは90歳の年齢にも関わらず、意思決定能力は保たれているが、説明すべき内容は多岐にわたり、相互に関連するために、1回のインフォームドコンセント（以下、IC）で本人にそのイメージを共有してもらうことは難しいことを確認できた。もちろん、意思決定に関わる家族（妻・長女）も、Aさんの意思の尊重を心がけていることがわかるが、妻は介護疲れが見受けられるため、まずは可能な介護サービスの調整を図ること、そして一週間後のICでは、Aさんの理解、認識をAさん自身の言葉で答えることをうながし、今後の治療や療養場所をできる限り話し合うことを確認した。

このように、病院により、地域により、参加者は「見たもの」「見えているもの」「知っていること」「感じていること」が、それぞれ異なることに気づいていく。

3）参加者全員を平等に扱う

さらに、情報が整理できて方向性が決まっても、参加者には「モヤモヤ」が残る。この「モヤモヤ」を主題化し、言語化していくために倫理的な対話を進めていく。重要なことは、皆が発言できているか観察しながら、一人ひとりの言葉を平等に引き出すことである。そのときにしか出てこない問い、教科書には書いていない問題を解決していくためには、言葉をつむいでいかなければならない。

各 論

したがって、看護師は倫理原則を押し付けるのではなく、参加者が安心して対話できることに重きを置きながら話し合いを進めていくことが重要である。

4）感情を無視しない、感情に飛び込む

ここで、訪問看護師は自身の経験をもとに、「在宅は病院のように、息が苦しいからすぐに訪室したり、鎮静を導入することはできない。もちろん、できるだけAさんの希望に沿いたい気持ちは皆さんと一緒です……」と葛藤や不安を表出された。倫理カンファレンスでは、時間に追われて「白黒つける」ことに重きを置いてしまうが、事実の背景にある感情にも目を向け、他職種の思いや気持ちを取り入れることで、一人で悩み、抱え込まないことにすることが大切である。

5）自分ができることと相手にしてもらうことに焦点を当てる

たくさんの意見が出されたことで、問題の所在を曖昧にしないために、誰がどの役割を担うかを確認し、次の一歩を明確にすることが重要である。病院から地域への橋渡しとして、本人が気管切開を選択せず、自宅療養を希望した場合は、24時間対応の在宅医療や訪問看護を導入するだけでなく、本人が経験している苦痛を軽減することと、Aさんが必要としているニーズを満たすことの両方から、本人にとって快適な住居環境（緩和ケア病棟含む）を整えていく必要があることを確認した。

そして、法的なことや、意思決定に関するガイドラインを踏まえて他にできることはないかなど、チームメンバーからの意見も受けながら、落としどころを決めていく。最後に、結論をまとめて、倫理カンファレンスは終了した。

一週間後、Aさんは気管切開しないことを決めて、自宅療養をしながら経過観察をすることを意思決定した。在宅医療と訪問看護が医療ケアの担い手の中心となり、数か月間は食事も摂れて、痛みもなく過ごすことができたが、自宅で転倒し、そのまま起き上がれなくなり、救急搬送となった。最後の療養場所として、緩和ケア病棟も予約をしていたため、そのまま緊急入院となり、一週間後、家族に見守られながら、呼吸不全で看取りとなった。

5 ┃ 病院看護師が担う地域緩和ケアとの連携

一般的に、高齢者の医療や介護に関する意思決定では、本人が十分に理解できるように選択肢をわかりやすく説明したり、意思決定能力を評価するための前提となる本人との信頼関係を築けていないことがしばしばある。

病院において、緩和ケアの担い手である看護師は、患者・家族に向けた全人的アプローチを実践することが求められる。このときに、高齢者の価値観や意向、ニーズを尊重し、意思決定を支援し、患者が地域に戻っても日々の生活が機能的に満たされていることを目指して、思いやりの心で関わりをもつことが必要である。

また、病院からみるとどうしても高齢者のQOLは低く評価されてしまうことがある。そこで、病院と地域が分断されるのではなく、互いに連帯を生むと同時に、高齢者にとっての最善の利益（治療、説明、関わり）が何かを考える場をつくるためには、倫理的対話が欠かせない。本ケースのように、退院支援を担う看護師だけでなく、病院看護師が地域に目を向けてチーム医療のリエゾンとして関わることで、チーム全体でケアする体制が整い、関係者間の葛藤や不安の軽減につながれば、病院

142

と地域において連帯が生まれ、患者にとっての最善を導き出すことが可能になるだろう。

（松村　優子）

【参考文献】

1）認知症の人の日常生活・社会生活における意思決定支援ガイドライン，厚生労働省編，2018.
2）ジョイス E. トンプソン，他．ケイコ・イマイ・キシほか訳：看護倫理のための意思決定 10 ステップ，日本看護協会出版会，2010.
3）看護職の倫理綱領，公益社団法人日本看護協会編集，2021.
4）サラ T．フライ，他．片田範子ほか訳：看護実践の倫理第 3 版，日本看護協会出版会，2010.
5）チーム医療の推進に関する検討会報告書，厚生労働省編，2010.
6）American Society for Bioethics and Humanities. Core Competencies for Healthcare Ethics Consultation, 2nd Edition. 2011.
7）ミルトン・メイヤロフ，田村真ほか訳：ケアの本質　生きることの意味，ゆるみ出版，2010.

● 各 論 ●

12 訪問看護と緩和ケア

「わしは、だるまさんになっちまったよ」
──両下腿切断した糖尿病患者のケース

要 旨

＊糖尿病は長い経過のなかで、さまざまな血管病変、腎病変、末梢神経障害などを合併する。それぞれ
　の病態に応じた緩和ケア的アプローチが必要である。
＊下肢の切断は、身体的だけでなく、外見（整容）的にも、本人および家族に精神的ダメージを与える。
　本人や家族を支えるために心のケアが役立つ。
＊慢性疾患である糖尿病は経過が長く、将来の医療ケアに関する ACP について考える時間があるにも
　関わらず、「いつでもできる」「まだ早い」という思い込みが、ACP について考える機会を逸してしま
　う結果となる。
＊訪問看護師は、慢性疾患における緩和ケアの重要な担い手である。

キーワード

糖尿病の合併症、下肢切断、心の緩和ケア、訪問看護師

■ ケース概要

　82 歳、男性 S さん。数年前から糖尿病の指摘を受けるも放置。その後、近医に通院し、ここ 1〜
2 年の糖尿病のコントロールは改善傾向だが、下肢の血管病変は進行し壊疽となり、左下腿切断と
なった。その後、在宅療養となり、訪問診療、訪問看護を受けていた。

　家族は妻（80 歳、高血圧で通院中）が同居。そして、数年前に金銭問題を起こしてけんか別れし
た長男が同市内に住んでいるが、最近患家には来たことはない。

　1 か月前、病院での精査の結果、右下腿も切断しなければならないと言われた。訪問した医師や看
護師には、いつも感謝の言葉を述べ、自分が長い間、糖尿病を放置していたことを悔やんでいた。
「わしは、今度、右足も切断したら、まるでだるまさんになっちまうよ」「今だって、一人ではどこに
も行けやしない。以前は、猟に行きイノシシなんか捕まえたのに」。

　今度、右足切断をしたら、高齢の妻は家では面倒をみることができないと言っている。「お父さん
は重たいし、私はとても一人で介護なんかできない。気持ちは介護してあげたいけど・・」。

　「だるまさんの俺が、家にいては迷惑がかかるから、老人病院に入院するしかない」「先生や看護婦
さんともこれでお別れになってしまう」と涙ぐんでいた。看護師が、何か私たちにできることはない
かと尋ねると、「だるまさんの俺には延命治療は要らないよ」と述べた後、「最期に一度、息子に会い

144

たい」と言い、借金をして親に迷惑をかけた息子を追い出してしまったことを悔やんでいた。

その看護師は、偶然、息子の知人と知り合いだった。その知人を通じて、父親の状態を知らせ、2人が会えるように駆けずり回った。息子も、父親に会いたい気持ちをもっていた。

右下腿切断のために入院した父親の元に、息子が見舞いに訪れた。Sさんは喜び、長い間の2人の断絶は氷解した。Sさんは、かつての近医の医師と看護師に手紙を書いた。「わしはついにだるまさんになってしまった。もう、家にも帰れない。しかし、看護婦さんが取り計らってくれたお蔭で、息子と会えた。ありがとう」。

その3か月後、Sさんは誤嚥性肺炎、敗血症となり、二度と自宅に戻ることなく亡くなった。

■ 4分割表をつくってみる

医学的事項	患者の意向
・82 男性Sさん ・糖尿病合併症 ・左下腿切断→在宅療養 ・右下腿切断→老人病院	・意思決定能力に問題はない ・下腿切断に精神的苦痛あり「ダルマさんになっちまうよ」 ・妻に在宅介護の苦労はさせたくない ・延命治療は不要 ・（追い出してしまった）息子に会いたい
QOL	周囲の状況
・当初は通院していた（イノシシの猟にも行っていた） →左下腿切断（在宅） →右下腿切断で入院療養するしかない	・妻80歳と同居（左下腿切断の状況では在宅介護） ・訪問診療・訪問看護・訪問介護を受けている ・妻は両足切断した場合は、在宅で介護できない ・金銭問題で音信不通の息子がいる ・訪問看護師は、Sさんと息子を会わせることが、心のケアになると思っている

■ このケースにどのような倫理的論点がありますか？

（1）糖尿病は経過が長く、さまざまな血管病変、腎病変、末梢神経障害などを合併する。それぞれの病態に応じた糖尿病の緩和ケアとは？

（2）下肢の切断は、身体的だけでなく、外見（整容）的にも、本人および家族に精神的ダメージを与える。本人や家族を支えるための緩和ケア的アプローチとは？

（3）糖尿病は経過が長く、本人も将来の緩和ケアに関するACPについて考える機会を逃してしまいがちである。ACPについて考えるふさわしい時期とは？

（4）Sさんの人生最期の望み「けんか別れしてしまった息子に会いたい」に対して、医療ケアチームはどのような態度をとることが望ましいのか？

■ 倫理的論点を考えるために

1 経過が長く合併症をともなう慢性疾患「糖尿病」

代謝性疾患である糖尿病は、経過が長く、その経過中にさまざまな合併症をともなう。動脈硬化の

各　論

進展により脳梗塞や心筋梗塞を起こしたり、糖尿病性腎症、糖尿病性網膜症、糖尿病性神経障害をきたす。

　糖尿病のコントロールを良好にして、これらの合併症を起こさないことが最も大切であるが、もし、合併症が起こってしまったら、糖尿病自体のコントロールを厳格にし、それらの合併症に応じた適切な治療を実施することになる。食事療法や運動療法に関する本人の理解・努力も必要である。また、これらの合併症に関わる苦痛をともなう症状に対しては、緩和ケア的アプローチも必要となる。

2　下腿切断が本人に与える精神的ダメージ

　糖尿病の合併症としての足病変は、末梢神経障害・末梢動脈閉塞、易感染性により壊疽が生じる。切断後の機能的予後、生命予後に関する医学論文や記述は多いが、患者の心情に関する記述はあまり多くない。実際、「下肢を切断しなければ救命は難しい」といった医師からの説得により、選択の余地なくしぶしぶ受け入れる患者や家族は多い。

　下腿切断は、外見（整容）的にも、それまでの自分自身とは大きく異なり、本人および家族に精神的ダメージを与える。また、下腿切断は、精神的・社会的にネガティブな影響をもたらす。実際、切断後は、治療やケアに対する意欲を失ったり、周囲との交友や関係に消極的になったりすることが多い。時に、うつ的状態に陥ることもある。

　本ケースも左下腿切断後、大きな心のダメージがあった。以前は、猟をして山を駆け回っていた自分自身との落差があまりに大きく、現状を受け入れることが難しかった。しかしそれでも、何とか自宅での生活を、妻や介護の人々の助けを借りて営んでいた。残肢のフットケアも実施していた。それが、両足切断となれば、本人の受ける心のダメージの大きさは想像に難くない。「だるまさんになってしまう」と本人が自嘲気味にいった心の悲嘆と苦しみははかりしれない。その言葉に対して、妻も、看護師もケアスタッフも、適切な慰める言葉を見つけることができなかった。

3　看護師による心のケア（＝緩和ケア）

　このケースにおいて、本人・家族に対する看護師による心のケア（緩和ケア）は最も大切であった。

　Ｓさんに対して、「手術をすれば大丈夫」「がんばりましょう」といった慰めの言葉では、真の意味でのケアにはならないだろうと考えた看護師は、「今のこの時点でのＳさんにとって、何が最も大切なのだろうか」「私がＳさんのためにできることは何だろうか」と悩んだ。本人も当初は、自身の願望を口に出すことに躊躇していたが、看護師の優しさに感じ入って、この人になら言ってよいだろうと思い、「本当は、最期に息子に会って和解したい」旨を告げたのだった。

　看護師は、自身の仕事の時間外の時間を使って、Ｓさんと息子が会えるようにさまざまな段取りをした。それは、息子の居場所を調べる作業から、息子とのさまざまな調整まで多岐にわたった。過去に感情のすれ違いがあった親子同士を会わせる作業の段取りは、簡単なものではなかった。

　しかし、看護師の熱意と思いやり、そして親子に対する共感に、Ｓさん自身も、そして息子も心を開いていった。Ｓさんと息子は、再会に喜び抱き合って泣いた。まさに、Ｓさんの最期の望みがかなった瞬間だった。「あんた（看護師）は、ほんとうによくしてくれた。わしはもう思い残すことは

146

ないよ」と言って、看護師にお礼を述べた。看護師の思いやりとやさしさがSさんの心を癒した、まさに緩和ケアといえるものだった。

4 慢性疾患における ACP について

慢性疾患である糖尿病は経過が長く、将来の緩和ケアに関する ACP について考える時間はたくさんあるのに、「いつでもできる」「まだ早い」という思い込みが、患者本人だけでなく医療ケアチームも、ACP について考える機会を逸してしまいがちになってしまう。

実際、この S さんのケースでも、将来の医療ケアに関する話し合いは、まったく行われておらず、何か起こったら、そのつど対処するといった場当たり的対応になってしまっていた。したがって、医学的適応のみで将来の治療方針が決められ、本人の意向については十分な考慮がなされていなかった。

糖尿病の今後起こりうる合併症は、ある程度予測できるものであり、それらに関する十分な情報を提供し、将来の治療方針について患者本人が考えるきっかけを与えておくことが、ACP の機会を逃さないですむことになるだろう。

5 慢性疾患における緩和ケア的アプローチ

経過が長い慢性疾患である糖尿病においては、緩和ケア的アプローチが必要なことが多々ある。

合併症としての糖尿病性腎症（腎不全）に対して、腎代替療法（血液透析・腹膜透析・腎臓移植）を実施するのか、透析治療を見合わせる「保存的腎臓療法 CKM」を選択するのか。脳梗塞に対する緩和ケア、心筋梗塞や心不全に対する緩和ケアはどうするのか。糖尿病性神経障害の疼痛管理、下肢血管病変による壊疽に対する治療はどうするのかなど、積極的治療に加えて、緩和ケア的アプローチが必要なことがしばしばある。

これらは、緩和ケア専門家による緩和ケアというよりも、各診療科における基本的な緩和ケア的アプローチが必要となる場面が多いと思われる。各診療科における、多職種による基本的な緩和ケアであり、それには精神的あるいは心のケア、および ACP（将来の医療ケアに関する意思決定支援）も含んでいる。本ケースからもわかるとおり、訪問看護師は慢性疾患における緩和ケアの重要な担い手である。

※訪問看護師（匿名希望）より提供していただいた事例をもとに執筆いたしました。貴重な事例提供に対して心より感謝申し上げます。

（箕岡　真子）

JCOPY	〈(社)出版者著作権管理機構 委託出版物〉

　本書の無断複写は著作権法上での例外を除き禁じられています。
複写される場合は，そのつど事前に，下記の許諾を得てください。
(社)出版者著作権管理機構
TEL. 03-5244-5088　FAX. 03-5244-5089　e-mail：info@jcopy.or.jp

高齢者の慢性疾患における緩和ケア
QOL 向上を目指す包括的ケア
―ホスピスケアから緩和ケアへ、そして、その先へ―

定価（本体価格 3,200 円＋税）

2024 年 9 月 10 日　　第 1 版第 1 刷発行

編　著	日本臨床倫理学会
	「高齢者の慢性疾患における緩和ケア」ワーキンググループ
発行者	長谷川　潤
発行所	株式会社 へるす出版
	〒 164-0001　東京都中野区中野 2-2-3
	☎ (03)3384-8035〈販売〉　(03)3384-8155〈編集〉
	振替 00180-7-175971
	https://www.herusu-shuppan.co.jp
印刷所	あづま堂印刷株式会社

〈検印省略〉

©2024 Printed in Japan
落丁本，乱丁本はお取り替えいたします。
ISBN978-4-86719-097-5